国家卫生和计划生育委员会"十三五"规划教材

全国中等卫生职业教育教材

供中等卫生职业教育各专业用 　　　第 2 版

康复护理技术

主　编　刘道中

编　者（以姓氏笔画为序）

邬　倩（南昌市卫生学校）

刘道中（江西省赣州卫生学校）

周凤竹（江西省赣州卫生学校）（兼秘书）

周彦汛（四川省宜宾卫生学校）

U0284640

人民卫生出版社

图书在版编目(CIP)数据

康复护理技术/刘道中主编. —2 版. —北京:人民
卫生出版社,2017

ISBN 978-7-117-23867-0

Ⅰ.①康… Ⅱ.①刘… Ⅲ.①医学康复–护理学–
中等专业学校–教材 Ⅳ.①R493

中国版本图书馆 CIP 数据核字(2017)第 051220 号

人卫智网	www.ipmph.com	医学教育、学术、考试、健康,
		购书智慧智能综合服务平台
人卫官网	www.pmph.com	人卫官方资讯发布平台

康复护理技术
第 2 版

主　　编:刘道中
出版发行:人民卫生出版社(中继线 010-59780011)
地　　址:北京市朝阳区潘家园南里 19 号
邮　　编:100021
E - mail:pmph @ pmph.com
购书热线:010-59787592　010-59787584　010-65264830
印　　刷:北京市艺辉印刷有限公司
经　　销:新华书店
开　　本:787×1092　1/16　印张:11
字　　数:275 千字
版　　次:2002 年 8 月第 1 版　　2017 年 4 月第 2 版
　　　　　2022 年 12 月第 2 版第 8 次印刷(总第17次印刷)
标准书号:ISBN 978-7-117-23867-0/R·23868
定　　价:25.00 元
打击盗版举报电话:010-59787491　E -mail:WQ @ pmph.com
(凡属印装质量问题请与本社市场营销中心联系退换)

出版说明

为全面贯彻党的十八大和十八届三中、四中、五中全会精神,依据《国务院关于加快发展现代职业教育的决定》要求,更好地服务于现代卫生职业教育快速发展的需要,适应卫生事业改革发展对医药卫生职业人才的需求,贯彻《医药卫生中长期人才发展规划(2011—2020年)》《现代职业教育体系建设规划(2014—2020年)》文件精神,人民卫生出版社在教育部、国家卫生和计划生育委员会的领导和支持下,按照教育部颁布的《中等职业学校专业教学标准(试行)》医药卫生类(第二辑)(简称《标准》),由全国卫生职业教育教学指导委员会(简称卫生行指委)直接指导,经过广泛的调研论证,成立了中等卫生职业教育各专业教育教材建设评审委员会,启动了全国中等卫生职业教育第三轮规划教材修订工作。

本轮规划教材修订的原则:①明确人才培养目标。按照《标准》要求,本轮规划教材坚持立德树人,培养职业素养与专业知识、专业技能并重,德智体美全面发展的技能型卫生专门人才。②强化教材体系建设。紧扣《标准》,各专业设置公共基础课(含公共选修课)、专业技能课(含专业核心课、专业方向课、专业选修课);同时,结合专业岗位与执业资格考试需要,充实完善课程与教材体系,使之更加符合现代职业教育体系发展的需要。在此基础上,组织制订了各专业课程教学大纲并附于教材中,方便教学参考。③贯彻现代职教理念。体现"以就业为导向,以能力为本位,以发展技能为核心"的职教理念。理论知识强调"必需、够用";突出技能培养,提倡"做中学、学中做"的理实一体化思想,在教材中编入实训(实验)指导。④重视传统融合创新。人民卫生出版社医药卫生规划教材经过长时间的实践与积累,其中的优良传统在本轮修订中得到了很好的传承。在广泛调研的基础上,再版教材与新编教材在整体上实现了高度融合与衔接。在教材编写中,产教融合、校企合作理念得到了充分贯彻。⑤突出行业规划特性。本轮修订紧紧依靠卫生行指委和各专业教育教材建设评审委员会,充分发挥行业机构与专家对教材的宏观规划与评审把关作用,体现了国家卫生计生委规划教材一贯的标准性、权威性、规范性。⑥提升服务教学能力。本轮教材修订,在主教材中设置了一系列服务教学的拓展模块;此外,教材立体化建设水平进一步提高,根据专业需要开发了配套教材、网络增值服务等,大量与课程相关的内容围绕教材形成便捷的在线数字化教学资源包,通过扫描每章标题后的二维码,可在手机等移动终端上查看和共享对应的在线教学资源,为教师提供教学素材支撑,为学生提供学习资源服务,教材的教学服务能力明显增强。

　　人民卫生出版社作为国家规划教材出版基地,有护理、助产、农村医学、药剂、制药技术、营养与保健、康复技术、眼视光与配镜、医学检验技术、医学影像技术、口腔修复工艺等24个专业的教材获选教育部中等职业教育专业技能课立项教材,相关专业教材根据《标准》颁布情况陆续修订出版。

全国卫生职业教育教学指导委员会

全国中等卫生职业教育
国家卫生和计划生育委员会"十三五"规划教材目录

总序号	适用专业	分序号	教材名称	版次
1	中等卫生	1	职业生涯规划	2
2	职业教育	2	职业道德与法律	2
3	各专业	3	经济政治与社会	1
4		4	哲学与人生	1
5		5	语文应用基础	3
6		6	数学应用基础	3
7		7	英语应用基础	3
8		8	医用化学基础	3
9		9	物理应用基础	3
10		10	计算机应用基础	3
11		11	体育与健康	2
12		12	美育	3
13		13	病理学基础	3
14		14	病原生物与免疫学基础	3
15		15	解剖学基础	3
16		16	生理学基础	3
17		17	生物化学基础	3
18		18	中医学基础	3
19		19	心理学基础	3
20		20	医学伦理学	3
21		21	营养与膳食指导	3
22		22	康复护理技术	2
23		23	卫生法律法规	3
24		24	就业与创业指导	3
25	护理专业	1	解剖学基础**	3
26		2	生理学基础**	3
27		3	药物学基础**	3
28		4	护理学基础**	3

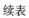

续表

总序号	适用专业	分序号	教材名称	版次
29		5	健康评估 **	2
30		6	内科护理 **	3
31		7	外科护理 **	3
32		8	妇产科护理 **	3
33		9	儿科护理 **	3
34		10	老年护理 **	3
35		11	老年保健	1
36		12	急救护理技术	3
37		13	重症监护技术	2
38		14	社区护理	3
39		15	健康教育	1
40	助产专业	1	解剖学基础 **	3
41		2	生理学基础 **	3
42		3	药物学基础 **	3
43		4	基础护理 **	3
44		5	健康评估 **	2
45		6	母婴护理 **	1
46		7	儿童护理 **	1
47		8	成人护理（上册）– 内外科护理 **	1
48		9	成人护理（下册）– 妇科护理 **	1
49		10	产科学基础 **	3
50		11	助产技术 **	1
51		12	母婴保健	3
52		13	遗传与优生	3
53	护理、助产	1	病理学基础	3
54	专业共用	2	病原生物与免疫学基础	3
55		3	生物化学基础	3
56		4	心理与精神护理	3
57		5	护理技术综合实训	2
58		6	护理礼仪	3
59		7	人际沟通	3
60		8	中医护理	3
61		9	五官科护理	3
62		10	营养与膳食	3
63		11	护士人文修养	1
64		12	护理伦理	1
65		13	卫生法律法规	3

总序号	适用专业	分序号	教材名称	版次
66		14	护理管理基础	1
67	农村医学	1	解剖学基础 **	1
68	专业	2	生理学基础 **	1
69		3	药理学基础 **	1
70		4	诊断学基础 **	1
71		5	内科疾病防治 **	1
72		6	外科疾病防治 **	1
73		7	妇产科疾病防治 **	1
74		8	儿科疾病防治 **	1
75		9	公共卫生学基础 **	1
76		10	急救医学基础 **	1
77		11	康复医学基础 **	1
78		12	病原生物与免疫学基础	1
79		13	病理学基础	1
80		14	中医药学基础	1
81		15	针灸推拿技术	1
82		16	常用护理技术	1
83		17	农村常用医疗实践技能实训	1
84		18	精神病学基础	1
85		19	实用卫生法规	1
86		20	五官科疾病防治	1
87		21	医学心理学基础	1
88		22	生物化学基础	1
89		23	医学伦理学基础	1
90		24	传染病防治	1
91	营养与保	1	正常人体结构与功能 *	1
92	健专业	2	基础营养与食品安全 *	1
93		3	特殊人群营养 *	1
94		4	临床营养 *	1
95		5	公共营养 *	1
96		6	营养软件实用技术 *	1
97		7	中医食疗药膳 *	1
98		8	健康管理 *	1
99		9	营养配餐与设计 *	1
100	康复技术	1	解剖生理学基础 *	1
101	专业	2	疾病学基础 *	1
102		3	临床医学概要 *	1

续表

总序号	适用专业	分序号	教材名称	版次
103		4	药物学基础	2
104		5	康复评定技术 *	2
105		6	物理因子治疗技术 *	1
106		7	运动疗法 *	1
107		8	作业疗法 *	1
108		9	言语疗法 *	1
109		10	中国传统康复疗法 *	1
110		11	常见疾病康复 *	2
111	眼视光与	1	验光技术 *	1
112	配镜专业	2	定配技术 *	1
113		3	眼镜门店营销实务 *	1
114		4	眼视光基础 *	1
115		5	眼镜质检与调校技术 *	1
116		6	接触镜验配技术 *	1
117		7	眼病概要	1
118		8	人际沟通技巧	1
119	医学检验	1	无机化学基础 *	3
120	技术专业	2	有机化学基础 *	3
121		3	生物化学基础	3
122		4	分析化学基础 *	3
123		5	临床疾病概要 *	3
124		6	生物化学及检验技术	3
125		7	寄生虫检验技术 *	3
126		8	免疫学检验技术 *	3
127		9	微生物检验技术 *	3
128		10	临床检验	3
129		11	病理检验技术	1
130		12	输血技术	1
131		13	卫生学与卫生理化检验技术	1
132		14	医学遗传学	1
133		15	医学统计学	1
134		16	检验仪器使用与维修 *	1
135		17	医学检验技术综合实训	1
136	医学影像	1	解剖学基础 *	1
137	技术专业	2	生理学基础 *	1
138		3	病理学基础 *	1
139		4	影像断层解剖	1

续表

总序号	适用专业	分序号	教材名称	版次
140		5	医用电子技术 *	3
141		6	医学影像设备 *	3
142		7	医学影像技术 *	3
143		8	医学影像诊断基础 *	3
144		9	超声技术与诊断基础 *	3
145		10	X 线物理与防护 *	3
146		11	X 线摄影化学与暗室技术	3
147	口腔修复	1	口腔解剖与牙雕刻技术 *	2
148	工艺专业	2	口腔生理学基础 *	3
149		3	口腔组织及病理学基础 *	2
150		4	口腔疾病概要 *	3
151		5	口腔工艺材料应用 *	3
152		6	口腔工艺设备使用与养护 *	2
153		7	口腔医学美学基础 *	3
154		8	口腔固定修复工艺技术 *	3
155		9	可摘义齿修复工艺技术 *	3
156		10	口腔正畸工艺技术 *	3
157	药剂、制药	1	基础化学 **	1
158	技术专业	2	微生物基础 **	1
159		3	实用医学基础 **	1
160		4	药事法规 **	1
161		5	药物分析技术 **	1
162		6	药物制剂技术 **	1
163		7	药物化学 **	1
164		8	会计基础	1
165		9	临床医学概要	1
166		10	人体解剖生理学基础	1
167		11	天然药物学基础	1
168		12	天然药物化学基础	1
169		13	药品储存与养护技术	1
170		14	中医药基础	1
171		15	药店零售与服务技术	1
172		16	医药市场营销技术	1
173		17	药品调剂技术	1
174		18	医院药学概要	1
175		19	医药商品基础	1
176		20	药理学	1

** 为"十二五"职业教育国家规划教材

* 为"十二五"职业教育国家规划立项教材

　　为了实现专业与产业、职业岗位对接,专业课程内容与职业标准对接,教学过程与生产过程对接,学历证书与职业资格证书对接,职业教育与终身学习对接的现代职业教育人才培养模式,我们组织编写了《康复护理技术》教材,作为非护理、助产专业同学的选修课程。

　　本书是根据专业培养目标,以职业能力培养为核心,职业情景为基础,工学结合为切入点,多种教学手段并用的教学理念进行课程设计,培养高素质技能型人才。

　　本书在内容取舍上是根据专业特点来编排的,遵循必须、够用的原则,突出实践、强化理论、理论与实践并重。

　　本书在内容编排上按照实际需要来设计,全书共 11 章,包括绪论、康复功能评定、康复技术、常用的护理技术等。

　　由于编者水平有限,时间紧,书中难免存在错误与疏漏,恳请使用本教材的师生和广大读者多提宝贵意见,以便进一步修订提高。

刘道中

2017 年 2 月

目录

第一章 绪 论

案例

邱某,男,55 岁,因脑梗死急诊送入院,入院查体:病人神志清,失语,左侧肢体活动障碍,饮水有轻度呛咳,BP 150/88mmHg,P 90 次/分钟,R 20 次/分钟。

请问:1. 病人存在哪些功能障碍?

2. 病人需要进行哪些康复训练?

康复护理技术是一门新兴的学科,它是护理专业的一个新领域,又是康复医学的重要组成部分,它是随着康复医学的形成和发展而产生的。

第一节 康复及康复医学

一、康复

最初 1969 年 WHO 对康复的定义是:康复是指综合、协调地应用医学的、社会的、教育的和职业的措施,对病人进行训练和再训练,使其活动能力达到尽可能高的水平。

1981 年 WHO 医疗康复专家委员会给康复下了新的定义:康复是指应用各种有用的措施,减轻残疾和因残疾带来的影响,使残疾人重返社会。

20 世纪 90 年代 WHO 又重新下定义为:康复是指综合地和协调地应用各种措施,最大限度地恢复和发展病伤残者的身体、心理、社会、职业、娱乐、教育和周围环境相适应方面的潜能。

随着社会的发展,医学的进步,康复事业也得到了很大的进步。现代康复医学不仅是身体的康复,还包括心理上的康复,其核心思想是全面的、整体的康复。广义的康复包括四个方面:

1. 医学康复　利用医疗手段促进康复。历来医学领域内使用的一切治疗方法都可以应用,也包括康复医学所特有的各种功能训练。

2. 教育康复　通过各种教育和培训以促进康复。如使聋哑儿童、弱智儿童、肢体伤残儿童等应受到应有的教育。

3. 社会康复　从社会的角度推进和保证医学康复、教育康复和职业康复的进行,使其适应家庭、工作环境,充分参与社会生活,采取与社会生活有关的措施,促使残疾人重返社会。

4. 职业康复　训练职业能力,恢复就业资格,取得就业机会。这些对于发挥残疾者的潜能,实现人的价值和尊严,取得独立的经济能力并贡献社会均有重要意义。

二、康复医学

康复医学与保健医学、预防医学、临床医学是现代医学中的四大分支之一。康复医学在服务对象、治疗手段上明显不同于其他分支,又称第四医学。康复医学是现代医学中不可缺少的一部分,主要服务对象是功能障碍者,目的是最大限度地恢复病人的功能。

（一）定义

以研究病、伤、残者功能障碍的预防、评定和治疗为主要任务,以改善躯体功能、提高生活自理能力、改善生存质量为目的的一个医学学科。

（二）服务对象

急性创伤或手术后病人、各种慢性病所致功能障碍者、残疾者、老年人群、亚健康状态者。

（三）康复目标

预防性康复、矫正和治疗、教育和再训练。

（四）工作内容

1. 康复预防的三个层次　一级预防,二级预防,三级预防。

2. 康复评定贯穿康复的始终,是康复治疗的基础,没有评定就无法规划治疗、评价治疗。应在治疗的前、中、后各进行一次,根据评定结果,制订、修改治疗计划和对康复治疗效果作出客观的评价。

3. 康复治疗

（1）物理疗法:指运用运动疗法或将自然界及人工制造的各种物理因子作用于人体,以治疗和预防疾病的方法,分为运动疗法与物理因子治疗。运动疗法是徒手或借助器械,让病人进行各种运动以改善功能的方法,包括肌力练习、协调性练习、关节活动度练习、呼吸练习、平衡练习以及有氧训练、牵引等。物理因子治疗多指电、光、声、磁、水、蜡、压力等,物理因子治疗对炎症、疼痛、瘫痪、痉挛和局部血液循环障碍有较好效果。

（2）作业疗法:是针对病人的功能障碍,从日常生活活动、手工操作劳动或文体活动中,选出一些针对性强、能恢复病人功能和技巧的作业,让病人按照指定的要求进行训练,以逐步复原其功能的方法。

（3）言语矫治:是对脑卒中、颅脑外伤后或小儿脑瘫等引起言语障碍进行矫治的方法。

此外,还有心理治疗、文体治疗、中医传统治疗、康复工程、职业训练等。

（五）工作方式

以康复治疗小组的形式开展工作。康复治疗组由康复医师、康复治疗师、康复护士、康复工程师、社会工作者等专业人员组成的动态治疗小组。

第二节　康复护理学

一、康复护理学定义

康复护理学是康复医学的重要组成部分,为达到全面康复的目标,在总的康复计划下,护理工作人员与其他康复专业人员共同协作,对残疾者、老年病、慢性病而伴有功能障碍者进行适合康复医学要求的专门护理和各种专门的功能训练,以预防残疾的发生、发展及继发性残疾,减轻残疾的影响,以达到最大限度的康复并使之重返社会。

二、服务对象

康复护理的服务对象有急性创伤或手术后病人、各种慢性病所致功能障碍者、残疾者、老年人群、亚健康状态者。

三、康复护理的内容

（一）评价病人的残疾情况

内容有:病人失去的和残存的功能、对康复训练过程中残疾程度的变化情况和功能恢复的情况。认真做好记录,并将此信息提供给其他康复医疗人员。

（二）预防继发性残疾和并发症的发生

协助和指导长期卧床或瘫痪病人的康复,包括变换体位、放置良好肢位、转移体位技术,还包括呼吸功能、排泄功能、关节活动能力及肌力训练等技术,预防发生压疮,消化道、呼吸道、泌尿系感染,关节畸形及肌肉萎缩等并发症的发生。

（三）功能训练的护理

在病房开展康复护理工作,有利于评价康复效果,并可配合康复医师和其他康复技术人员对病人进行康复评定和残存功能的强化训练,协调康复治疗计划的安排。

（四）日常生活活动能力的训练

指导和训练病人的日常生活自理能力有:床上活动、就餐、洗漱、更衣、整容、入浴、排泄、移动、使用家庭用具等。

（五）心理护理

残疾者有比一般护理对象心理复杂的特点,故了解和掌握他们不同时期的心理状态,对已发生或可能发生的各种心理障碍和异常行为,进行耐心细致的心理护理。

（六）假肢、矫形器、自助器、步行器的使用指导及训练

康复护士要熟知其性能、使用方法和注意事项,根据不同功能障碍者选用合适的支具,并指导如何利用支具进行功能训练和在日常生活中的使用方法。

（七）康复病人的营养护理

根据病人疾病、体质或伤残过程中营养状况的改变情况,判断造成营养缺乏的类型,并结合康复功能训练中基本的营养需求,制订适宜的营养护理计划。

四、康复护理的原则

（一）早期同步

康复护理从急性期开始，尽早介入，与临床护理同步，有利于病人功能的恢复。

（二）主动参与

一般基础护理采取的"替代护理"，康复护理则侧重于"自我护理"和"协同护理"，变被动为主动自我护理能更好地发挥病人的潜能，防止功能退化，增强自信心，激发独立自主性，才能实现生活质量的提高。

（三）功能训练贯穿于康复护理的始终

病人的康复治疗，大多数是由康复治疗师在治疗室进行的训练，时间短，要达到身体功能更快的恢复，康复护士要监督和指导病人把康复训练内容和日常生活活动紧密地结合起来，贯穿始终，才能有更好的效果。

（四）重视心理护理，实现全面康复

需做康复护理的病人有抑郁、焦虑、甚至绝望等不良心理问题，这些问题会阻碍病人的康复进程，治疗心理障碍，克服心理问题是康复护理的重要原则。

（五）团队协作

协作是取得良好效果的关键，康复工作以康复治疗小组的形式开展工作，康复护士要有良好的团队协作精神，与其他康复小组成员共同完成对病人的康复指导。

五、康复护理流程

根据不同病人的康复目标，有步骤，有计划地进行一系列的护理活动与措施，称为康复护理程序。康复护理程序由评估、护理诊断、计划、实施和评价五个步骤组成。

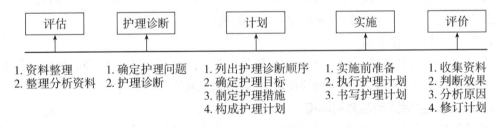

本章小结

康复护理技术是一门新兴的学科，它是护理专业的一个新领域，又是康复医学的重要组成部分。康复护理技术是随着康复医学的形成和发展而产生的。康复护理的内容有评价病人的残疾情况，预防继发性残疾和并发症的发生，功能训练的护理，日常生活活动能力的训练，心理护理，假肢、矫形器、自助器、步行器的使用指导及训练和康复病人的营养护理。

（周凤竹）

4

目标测试

A1 型题

1. 康复护理的原则不包括
  - A. 早期同步
  - B. 团队协作
  - C. 主动参与
  - D. 替代护理
  - E. 重视心理护理

2. 康复护理的对象包括
  - A. 老年人群
  - B. 亚健康状态者
  - C. 残疾者
  - D. 各种慢性病所致功能障碍者
  - E. 以上都是

3. 康复护理程序包括
  - A. 评估
  - B. 诊断
  - C. 计划
  - D. 实施和评价
  - E. 以上都是

4. 不是康复治疗的内容的是
  - A. 心理治疗
  - B. 言语矫治
  - C. 中医传统治疗
  - D. 物理疗法
  - E. 静脉输液

5. 下列不属于广义的康复内容的是
  - A. 职业康复
  - B. 医学康复
  - C. 社会康复
  - D. 预防性康复
  - E. 教育康复

第二章 康复护理评定方法

1. 具有独立评定病人康复功能的能力。
2. 掌握浅感觉、深感觉和复合感觉的检查方法,Barthel 指数、功能独立性(FIM)的评定方法,残疾的分类。
3. 熟悉日常生活活动评定内容、语言障碍的常见种类。
4. 了解智力测量、情绪测量、人格测量和临床神经心理测量的内容和常用方法,认知功能障碍的常见临床表现。

案例

张某,女,55 岁,农民。右侧肢体肌无力 1 个月,神经内科以"脑梗死"收入院,经治疗病情稳定后转入康复医学科。查体:病人神情,生命体征稳定,言语理解尚可,表达障碍,记忆障碍,中枢性面、舌瘫,右侧肢体肌力 1 级,右肩关节活动受限,在床上不能自己翻身,不能坐起,进食、如厕、修饰等极大依赖。

请问:1. 请指出病人出现的是哪几种功能障碍?

2. 简述需要对病人出现的功能障碍进行哪些评定方法?

第一节 残 疾 评 定

残疾指由各种原因所致的机体解剖结构、生理功能的异常或丧失,影响病人生活、工作和学习能力的一种状态。

一、分类

康复医学界普遍采用的残疾分类是 WHO 1980 年推荐的"国际病损、失能与残障"分类,见表 2-1。

病损、失能、残障是分别在器官、个体、社会三个不同水平上的障碍。病损、失能、残障之间可以相互转化,病损治疗不当可以加重而成为失能甚至残障,而残障和失能也可以经康复治疗而向较轻的程度转化。

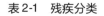

表2-1 残疾分类

分类	原 因	特 点	内 容
病损	身体结构、功能以及心理状态暂时或永久性的异常或丧失	生活、学习或工作能力受影响，但生活能自理	智力、心理、语言、听觉、视力、内脏、骨骼、畸形及其他病损
失能	身体结构、功能及心理状态的缺损较严重	日常生活活动、工作或学习的能力减弱或丧失	行为、交流、生活自理、运动、身体姿势和活动、技能活动、环境处理、特别技能及其他活动失能
残障	功能缺陷及个体能力障碍严重	正常的社会活动、交往和适应能力受限制或被妨碍	定向识别、身体自主、行动、就业、社会活动、经济自立及其他残障

二、我国残疾评定

1986年国务院批准的《五类残疾标准》将残疾分为视力残疾、听力残疾、智力残疾、肢体残疾和精神残疾。

（一）视力残疾

1. 视力残疾　指由于各种原因导致双眼视力障碍或视野缩小，包括盲和低视力两类。具体分级标准见表2-2。

表2-2 视力残疾分级标准

类别	级别	最佳矫正视力
盲	一级盲	<0.02～无光感或视野半径<5°
	二级盲	<0.05～0.02或视野半径<10°
低视力	一级低视力	<0.1～0.15
	二级低视力	<0.3～0.1

2. 视力残疾分级注意事项

（1）盲和低视力均指双眼，双眼视力不同时，以视力较好的一侧为准。

（2）如仅有一眼为盲，另一眼的视力达到或超过0.3，则不属于视力残疾。

（3）最佳矫正视力指用适当镜片校正所能达到的最好视力。

（二）听力语言残疾

1. 听力残疾　指由于各种原因导致双耳听力丧失或听觉障碍，包括听力语言功能完全丧失（聋哑）、听力丧失而能说话或构音不清（聋而不哑）、单纯语言障碍（失语、失音、构音不清、严重口吃）。

2. 语言残疾　指由于各种原因导致不能说话或语言障碍。

具体分级标准见表2-3。

表2-3 听力语言残疾分级标准

类别	级别	语言频率听力损失程度（dB）
聋	一级聋	>90
	二级聋	90～71
重听	一级重听	70～56
	二级重听	55～44

3. 听力语言残疾分级注意事项

（1）聋和重听均指双耳,如双耳听力损失程度不同,则以听力损失轻的一耳为准。

（2）若一耳聋或重听,另一耳的听力损失等于或小于40dB者,不属于残疾。

（3）语言频率听力损失程度（dB）指语言频率为500、1000、2000Hz的平均数。

（三）智力残疾

智力残疾:指智力水平明显低于一般人,并有适应行为的障碍,主要包括智力发育期间各种有害因素导致的智力损害及老年期的智力衰退。具体分级标准见表2-4。

表2-4　智力残疾分级标准

类别	智商	特　　点
一级	20 或 25 以下	适应行为极差、生活不能自理、运动感觉功能极差
二级	20~35 或 25~40	适应行为差、生活不能自理、运动语言发育、与人交往的能力差
三级	35~50 或 40~55	实用技能不完全,生活部分自理,阅读、计算能力和对周围环境辨别能力差,能以简单的方式与人交往
四级	50~70 或 55~75	适应行为低于一般人,生活可以自理但缺乏技巧,经过特别教育可以获得一定的阅读和计算能力,对周围环境有较好的辨别能力,能适当的与人交谈

（四）肢体残疾

指四肢残缺或四肢、躯干畸形,导致运动系统功能出现不同程度的障碍或丧失,包括上肢或下肢的残缺、上肢或下肢的畸形或功能障碍、脊柱的畸形或功能障碍及中枢或周围神经病变所造成的躯干或四肢的功能障碍。具体分级标准见表2-5。

表2-5　肢体残疾分级标准

类别	分　　类
一级	1. 四肢瘫;双髋关节无自主活动能力的双下肢瘫;单侧肢体功能全部丧失的偏瘫 2. 四肢截肢或先天性缺肢;单全臂（或全腿）和双小腿（或全臂）截肢或缺肢;双上臂和单大腿截肢或缺肢;双全臂（或双全腿）截肢或缺肢 3. 双上肢功能极重障碍、三肢功能重度障碍
二级	1. 偏瘫或双下肢截瘫 2. 双上肢或双大腿截肢或缺肢;单全腿（或全臂）和单上臂（或大腿）截肢或缺肢;三肢在不同部位截肢或缺肢 3. 两肢功能重度障碍;三肢功能中度障碍
三级	1. 双小腿截肢或缺肢;单肢在前臂、大腿及其上部截肢或极度缺肢 2. 一肢功能重度障碍;两肢功能中度障碍 3. 双拇指伴有示指（或中指）缺损
四级	1. 单小腿截肢或缺肢 2. 一肢功能中度障碍;两肢功能轻度障碍 3. 脊柱强直;驼背畸形>70°;脊柱侧凸>45° 4. 双下肢不等长,差距>5cm 5. 单侧拇指伴有示指（或中指）缺损;单侧保留拇指,其余四指截除或缺损

（五）精神病残疾

1. 精神残疾　指精神疾病持续1年以上未能治愈,从而影响病人社交能力和在家庭、社会应尽的职能,包括脑器质性病变和躯体疾病伴发的精神障碍,精神分裂症,偏执型、反应性、分裂情感性、周期性精神病等造成的残疾。

2. 精神疾病分级　按照WHO《社会功能障碍缺陷筛选表》所列出的十个问题的评分来划分。

（1）一级精神病残疾（极重度）:有三个或三个以上问题评为"2分"。

（2）二级精神病残疾（重度）:有两个问题被评为"2分"。

（3）三级精神病残疾（中度）:有一个问题被评为"2分"。

（4）四级精神病残疾（轻度）:有两个或两个以上问题被评为"1分"。

第二节　感觉功能评定

感觉分为躯体感觉和内脏感觉,感觉功能评定主要是评定躯体感觉,目的在于发现病人有无感觉障碍及感觉障碍的分布、性质和程度,从而发现病变部位。

一、浅感觉

（一）浅感觉

包括痛觉、触觉、温度觉、压觉。

（二）检查方法

见表2-6。

表2-6　浅感觉检查方法

分类	用物	检查方法
痛觉	大头针	从痛觉缺失区开始移向正常感觉区,询问能否觉察到痛感
触觉	棉签	轻拭病人皮肤,询问能否觉察到触感
触觉	热水和冷水	用热水和冷水的试管分别接触病人皮肤,询问能否觉察到温度变化

（三）注意事项

1. 检查过程中按神经支配节段双侧对比检查,由异常区至正常区移动。

2. 还应注意有无分离性感觉障碍。

二、深感觉

（一）深感觉

包括振动觉、运动觉、位置觉。

（二）检查方法

见表2-7。

表2-7　深感觉检查方法

分类	检查方法
振动觉	将振动的音叉放置于病人体表骨性标志突起处,询问有无振动及其程度
运动觉	轻轻活动病人的手指、足趾、腕关节、踝关节,询问是否觉察到并判断部位及何种运动
位置觉	病人闭目,检查者将病人的肢体置于一定位置,嘱病人说出所在位置,或用另一肢体模仿

三、复合感觉

（一）复合感觉

包括定位觉、两点辨别觉、实体觉、图形觉、重量觉。

（二）检查方法

见表2-8。

表2-8　复合感觉检查方法

分类	用物	检查方法
定位觉	手指或笔杆	轻触病人的皮肤,请病人指出刺激部位,正常误差不超过1cm
两点辨别觉	两个大头针	将两针尖分开一定距离刺病人皮肤,如病人感到是两点受刺时,逐步缩小两针尖距离,直至不能分辨两点时,记录两点间距离。检查躯干和四肢时可用双手指来粗试
实体觉		闭目,单手触摸一些常用物品如钥匙、硬币、铅笔等,让其说出所触物体名称
图形觉		在皮肤上划三角形、正方形、圆形、椭圆形等,让其说出为何种图形
重量觉		用单手掂量、比较、判断各物品的轻重

第三节　运动功能评定

一、肌力评定

肌力评定是评定病人在主动运动时肌肉或肌群的力量,用来评定肌肉的功能状态,尤其是病人在肌肉骨骼系统、神经系统或周围神经系统有病损时作用十分重要。临床常用的有两种方法,分别是徒手肌力检查和器械肌力测试。

（一）肌力检查

1. 徒手肌力检查　根据受检肌肉或肌群的功能,让病人在减重、抗重力或抗阻力的状态下作一定的动作,同时要求病人的动作达到最大活动范围,从而根据肌肉活动能力及抗阻力的情况,按肌力分级标准来评定级别。

2. 分级标准　通常分为6级,见表2-9。

表2-9 徒手肌力分级标准

级别	名 称	标 准	相当正常肌力的比例（%）
0	零（Zero,O）	无可测知的肌肉收缩	0
1	微缩（Trace,T）	有轻微收缩,但不能引起关节活动	10
2	差（Poor,P）	在减重状态下能作关节全范围运动	25
3	尚可（Fair,F）	能抗重力作关节全范围运动,但不能抗阻力	50
4	良好（Good,G）	能抗重力、抗一定阻力运动	75
5	正常（Normal,N）	正常能抗重力、抗充分阻力运动	100

每一级还可以用"+"和"-"号来补充分级不足的情况。如果测得病人的肌力比某级稍强,可在该级的右上角加"+"号;如果测得病人的肌力比某级稍弱,可在该级的右上角加"-"号。

3. 注意事项

（1）指导病人采取正确的姿势。

（2）疲劳、运动或饱食等情况下不宜进行。

（3）在难以鉴别时,作健侧对比观察。

（4）在检查肌力达4级以上时,对病人所作抗阻须连续施加,并保持与运动相反的方向。

（5）中枢神经系统病损所致痉挛性瘫痪的病人不宜进行。

（二）器械肌力测试

在肌力超过3级时,可进行器械肌力测试。临床常用的方法有握力测试、捏力测试、背拉力测试、四肢肌群肌力测试等,见表2-10。

表2-10 器械肌力测试分类

分类	用具	作用	正常值	测 试 方 法
握力	大型握力计	握力指数评定	大于50	握力指数＝握力（kg）/体重（kg）×100。将大型握力计的把手调至适当宽度,病人上肢在身体两侧下垂,用力握2～3次,取最大值
捏力	捏力计	拇指对掌肌的肌力及屈曲肌的肌力评定	握力的30%	拇指与其他手指相对捏压握力计或捏力计
背肌力	拉力计	拉力指数评定	男性150～200 女性100～150	拉力指数＝拉力（kg）/体重（kg）×100。两膝伸直,将拉力计把手调至膝盖高度,两手抓住把手,然后伸腰用力将把手向上拉
四肢肌力	牵引绳和滑轮装置	四肢肌力评定		用牵引绳和滑轮装置测试,通过与肌力方向相反的重量来评定
等速肌力	等速测力器	肌肉功能评定		预先设定旋转的角度和速度,以动力性收缩作全关节活动范围内的恒速运动,从而带动仪器的杠杆绕其轴心做旋转运动

（三）肌力检查的禁忌证

1. 绝对禁忌证 骨折错位或未愈合,骨关节不稳定、脱位,术后尤其是肌肉骨骼结构的术后,关节及周围软组织急性损伤、严重疼痛。

2. 相对禁忌证 疼痛、关节活动受限,严重骨质疏松,心血管疾病未稳定,骨化性肌炎。

二、关节活动度评定

关节活动度指关节运动时所通过的最大角度,分为主动与被动。主动的关节活动度是指依靠关节的肌肉随意收缩使关节运动所通过的运动弧,被动的关节活动度是指依靠外力使关节运动时所通过的运动弧。

（一）测量工具

半圆规量角器。

（二）测量方法

1. 病人取舒适、易测量的体位,暴露要测量的关节,确定触诊骨性标志。

2. 将半圆规量角器的中心点放在代表关节旋转中心的骨性标志点,量角器的两臂分别放在病人两端肢体的长轴,关节测量的开始位置为0°。

3. 然后缓慢、充分地运动活动臂至关节活动终末位置,记录终末位置的度数为测量结果。

三、平衡与协调功能评定

（一）平衡功能评定

1. 平衡 指在运动或受到外力作用时,机体能自动调整并维持所需姿势的过程。

2. 评定方法

（1）主观评定:观察和量表。

1）静止状态下保持平衡:睁眼、闭眼时坐和站立,脚跟碰脚尖站立,单脚交替站立等。

2）活动状态下保持平衡:坐、站立时移动身体,脚跟碰脚趾,足跟行走,足尖行走,侧方走,倒退走,绕过障碍物行走等。

3）上田平衡反应试验:客观的定量方法。

4）佐直平衡试验:操作简单、方便。

（2）客观评定:平衡测试仪评定。

（二）协调功能评定

1. 协调 指机体产生平滑、准确、有控制的运动的能力。协调功能异常即共济失调。

2. 评定方法 见表2-11。

表2-11 协调功能评定方法

评定方法	操作方法
指鼻试验	一侧上肢外展,用自己的示指接触自己的鼻尖,反复数次
指-指试验	检查者与病人相对而坐,检查者将示指放在病人面前,让病人用示指去接触检查者的示指,之后改变示指的位置继续,反复数次

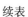

续表

评定方法	操 作 方 法
拇指对指试验	病人拇指依次与其他四指相对,由慢到快
轮替动作试验	双手张开,一手向上,一手向下,交替转动或双手握拳、伸开,可以同时进行或交替进行(一手握拳,一手伸开),速度逐渐增加
跟-膝-胫试验	仰卧,抬起一侧下肢,先将足跟放在对侧下肢的膝盖上,再沿着胫骨前缘向下推移
拍地试验	足跟触地,脚尖抬起做拍地动作,双脚可以同时或分别做

第四节 日常生活活动能力评定

日常生活活动指人们为生存和生活而进行的一系列活动,这些活动每天必须反复进行、是最基本的、具有共同性的活动,包括衣、食、住、行、个人卫生等基本动作和技巧。

一、日常生活活动分类

基础性日常生活活动

1. 基础性日常生活活动 指维持最基本的生存和生活所必需的活动,如进食、梳妆、如厕、穿衣、翻身、转移、行走、上下楼梯等。

2. 工具性日常生活活动 指在社区环境中独立生活所需要的关键性的较高级的技能,如使用电话、购物、做饭、洗衣、使用交通工具等。

二、评定方法

临床常用的评定量表主要有 Barthel 指数、Katz 指数、PULSES、修订的 Kenny 自理评定等。

(一)Barthel 指数评定

Barthel 指数评定是国际康复医学界常用的方法,见表2-12。

表2-12 Barthel 指数评定

日常生活活动项目	自理	需帮助	需较大帮助	完全不能自理
进食	10	5	0	0
洗澡	5	0	0	0
修饰(洗脸、刷牙刮脸、梳头)	5	0	0	0
穿衣(包括系鞋带)	10	5	0	0
控制大便	10	5	0	0
控制小便	10	5	0	0
用厕(包括拭净、整理衣裤、冲水)	10	5	0	0
床椅转移	15	10	5	0
平地行走45m	15	10	5	0
上下楼梯	10	5	0	0

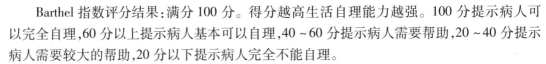

Barthel 指数评分结果:满分 100 分。得分越高生活自理能力越强。100 分提示病人可以完全自理,60 分以上提示病人基本可以自理,40~60 分提示病人需要帮助,20~40 分提示病人需要较大的帮助,20 分以下提示病人完全不能自理。

(二)功能独立性评定

1. 功能独立性评定在反映病人残疾水平及需要帮助的量方面比 Barthel 指数更详细、精确和敏感,见表 2-13。

表2-13 功能独立性评定（FIM）记录表

功能独立性评定项目	评 定 内 容
Ⅰ. 自理活动	1. 进食 2. 梳洗修饰 3. 洗澡 4. 穿上身衣服 5. 穿下身衣服 6. 如厕
Ⅱ. 括约肌控制	7. 排尿管理 8. 排便管理
Ⅲ. 转移	9. 床椅间转移 10. 转移至厕所 11. 转移至浴盆或浴室
Ⅳ. 行进	12. 步行、轮椅 13. 上下楼梯
Ⅴ. 交流	14. 理解 15. 表达
Ⅵ. 社会认知	16. 社会交往 17. 解决问题 18. 记忆

2. 功能独立性评定评分

(1)包括六个方面共 18 项功能。

(2)每项最高得 7 分,最低得 1 分。7 分,病人完全独立完成活动;6 分,病人需要辅助设备,或者需要比正常长的时间,或有安全方面的顾虑;5 分,病人需要监护或示范病人在没有身体接触下的帮助;4 分,病人需要小量身体接触性的帮助,或在活动中用力程度大于 75%;3 分,病人需要中等帮助,在活动中的用力程度达到 50%~75%;2 分,病人需要大量帮助,在活动中的用力程度为 25%~50%;1 分,病人完全依赖帮助,在活动中的用力程度为 0~25%。

(3)126 分,完全独立;108~125 分,基本独立;90~107 分,极轻度依赖或有条件的独立;72~89 分,轻度依赖;54~71 分,中度依赖;36~53 分,重度依赖;19~35 分,极重度依赖;18 分,完全依赖。

第五节 言语功能评定

言语是指口语交流的能力。言语障碍是指构成言语的听、说、读、写四个部分受到损伤或出现功能障碍,包括失语症、构音障碍、言语失用。

一、失语症

(一)失语症

由于脑部损伤使原已获得的语言能力受损或丧失的一种语言障碍综合征,主要表现为语言的表达和理解能力障碍。

(二)评定方法

见表 2-14。

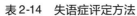

表2-14 失语症评定方法

评定方法	特　点
波士顿失语检查法	定量分析病人语言交流水平对语言特征进行性和质的分析、确定失语症严重程度作出分类
西方失语症套表	可单独检查口语部分并进行分类、还可作出失语症以外的神经心理学方面的评价
汉语失语检查法	对不同性别、年龄小学以上文化水平的正常成年人均能顺利通过、从口语表达、听理解、阅读、书写、其他神经心理学检查九方面检查
双语和多语失语检查	通过听、说、读、写四种形式对每一语言表现形式从语言水平、语言任务、语言单位三个方面进行调查

二、失写症

（一）失写症

是失语症的组成部分，一般失语症所伴随的失写症常分为流利型失写症和非流利型失写症。也可分为肢体运动功能障碍造成的非失语性失写症和癫痫或精神分裂症引起书写很多却空洞无物的过写症。

（二）分类

见表2-15。

表2-15 失写症分类

类　别	特　点
完全不能书写	名字、数字和抄写都不能完成
字词失写构字障碍	字或词的偏旁部首的缺失、代替、笔画遗漏和添加等以及自己造字，用近形字、近音字、近义字或无关的字词代替
语句失写	组词造句和写短文时出现大量错误，不符合汉语语法结构、标点符号，伴有字词失写
象形书写	以画图代替写不出的字
镜像书写	汉字其字体出现逆转

三、构音障碍

（一）构音障碍

神经系统损伤导致语言肌控制紊乱从而引起的语言障碍，包括运动性构音障碍和功能性构音障碍。

（二）评定方法

Frenchay 构音障碍评定法、中国康复中心制定的构音和构音器官检查法。

第六节 心理功能评定

康复心理学是运用心理学的理论和技术研究残疾人与心身疾病病人的各种心理问题。心理评定可以了解病人心理方面有无异常,为制订心理康复计划打下基础,在康复治疗中及时调整治疗方案。

一、智力测验

智力测验是最常见的心理测验。

(一)韦克斯勒智力量表

韦氏儿童智力量表、韦氏成人智力量表、韦氏幼儿智力量表,覆盖4岁儿童至74岁老人。

(二)中国韦氏成人智力量表

中国韦氏成人智力量表、中国韦氏幼儿智力量表。

(三)成人简易智力测验

卡恩-戈德法布试验、上海修订简明精神状态检查量表,脑卒中、颅脑外伤后有智能障碍的病人适用。

二、人格测验

人格是指个体所具有的全部品质、特征和行为等个别差异的总和,包括品德、能力、性格、价值观、需要、兴趣等稳定的心理特征。

(一)艾森克人格问卷

艾森克人格问卷由英国心理学家 Eysenck 研究神经症时编成的,包括儿童和成人两式,由内外向,神经质或情绪的稳定性,精神质和测谎分值4个分量表组成,见表2-16。

表2-16 艾森克人格问卷分量表

量表名称	说　明
E 量表-内外向	高分:外向性格,爱交际,易兴奋,喜欢活动和冒险 低分:内向性格,安静离群,不喜欢冒险,很少进攻
N 量表-神经质	高分:焦虑,紧张,也常抑郁,有强烈情绪反应 低分:情绪反应慢、弱、平静,有节制,不紧张
P 量表-精神质	高分:倾向于独身,不关心他人,难以适应环境,对人施敌意 低分:友善,合作,适应环境
L 量表-测谎分值	高分:有掩饰或较老练成熟 低分:掩饰倾向低,有纯朴性

(二)明尼苏达多相人格问卷

明尼苏达多相人格测验是明尼苏达大学心理学家 Hathaway 与精神科医生 Mckinley 于1940年编制,我国宋维真按照我国情况有部分新修订。明尼苏达多相人格问卷包括566个题目,由4个效度量表和10个基本临床量表组成,年满16岁,小学毕业以上文化,无明显生理缺陷(视觉障碍或书写障碍)的病人适用。

三、情绪测验

残疾病人常常出现焦虑、抑郁、悲观失望等情绪,对此可采用下列量表予以测量,及时处理。临床常用的有汉密尔顿焦虑和抑郁量表,见表2-17。

表2-17 汉密尔顿焦虑和抑郁量表

量表名称	项 目	分级(每项)
焦虑量表	焦虑心境、紧张、恐怖、睡眠障碍、认知障碍、抑郁心境、躯体症状、自主神经功能障碍、交谈行为	0～4 五级
抑郁量表	抑郁心境、罪恶感、自杀、睡眠障碍、工作和活动、迟钝、焦虑、躯体症状、疑病、体重减轻、自知力、人格解体、妄想、强迫、孤立无援、失望、无价值	0～2 三级或0～4 五级

考点提示

九 型 人 格

九型人格又名性格型态学、九种性格,是婴儿时期人身上的九种气质,包括活跃程度、规律性、主动性、适应性、感兴趣的范围、反应的强度、心理的素质、分心程度、专注力范围/持久性。九型人格分别是:

①完美型,改革者。②助人型,帮助者。③成就型,促动者。

④艺术型,艺术家。⑤智慧型,思想家。⑥忠诚型,忠诚者。

⑦活跃型,多面手。⑧领袖型,指导者。⑨和平型,和事佬。

本章小结

本章介绍了残疾、感觉和运动功能、日常生活活动、言语、心理评定等相关知识。康复护理评定是康复护理的基础,也贯穿于康复护理的整个过程。康复护理人员只有掌握了正确的评定方法,才能根据专业特点和病人的情况设计康复计划,促进病人恢复健康。

(邬 倩)

目标测试

A1 型题

1. 仰卧位,下肢被固定,双手置于体侧,让被检查者试图仰卧起坐,仅头部离开床面,腹直肌肌力达到的级别是

A. 1 级 B. 2 级 C. 3 级

D. 4 级 E. 5 级

2. 3 级肌力描述正确的是

A. 无可测知的肌肉收缩

B. 有轻微的收缩,不能引起关节活动

C. 在减重状态下能做全范围的关节活动

D. 能抗重力做全范围的关节活动,不能抗阻力

E. 能抗重力和充分的阻力的关节活动

3. 在肌力评定中,用握力指数评定,正常为高于

    A. 10   B. 20   C. 30

    D. 40   E. 50

4. 在肌力评定中,用捏力测定计测定,其值约为握力的

    A. 10%   B. 20%   C. 30%

    D. 40%   E. 50%

5. 下列不是协调评定检查的是

    A. 指鼻试验   B. 拇指对指试验   C. 轮替动作试验

    D. 拍地试验   E. 钟摆试验

6. 日常生活能力是指

A. 人们反复进行的一些基本动作和技能

B. 人们必须反复进行的,最基本的劳动技能

C. 人们为达到独立的生活而必须反复进行的,最基本的包括衣、食、住、行和个人卫生等基本动作和技能

D. 人们为达到独立的生活而进行的特殊训练

E. 人们为活着而必须反复进行的个人基本动作和技能

第三章　康复治疗技术

 学习目标

1. 具有爱伤观点,关爱病人,能协助医生进行康复治疗的能力。
2. 掌握运动疗法的分类、特点,常用运动疗法及护理要点;物理因子疗法概念、护理要点;作业疗法的分类与选择;轮椅的选择、轮椅使用的训练,助行器的选择、使用和护理;失语症的康复和吞咽障碍的康复。
3. 熟悉运动疗法的临床应用,运动处方的基本内容,计算靶心率的方法;作业疗法的作用和特点;言语障碍的分类、常用方法。
4. 了解电疗法、光疗法、超声波疗法、磁疗法、冷疗法及水疗法;矫形器和假肢在使用中的护理要点;心理障碍的康复原则和目标。

 案例

　　患儿,女,3岁,就诊时查体:右侧上下肢肌张力增高,右侧肩关节活动略受限,上肢略屈曲,前臂旋后不充分,喜握拳,拇指内收,右侧骨盆后倾,坐位时重心位于左侧,立位时右侧下肢负重较差,重心于左侧。步行时,由于体重向前移动,髋关节伸展不充分,膝反张。患儿智能发育与同龄儿相比无落后。在确诊为小儿脑瘫痉挛型偏瘫后,康复科医师给予系列康复训练对症治疗。经过1个多月康复训练,患儿异常步态的膝反张症状已明显得到改善。

　　请问:1. 根据功能评定结果,康复科医师应拟定哪些康复训练项目?
　　　　　2. 常用运动疗法的方法及护理要点是什么?

第一节　运动疗法

一、定义

　　是指由治疗师徒手或借助器械以及病人自身参与的力量,通过主动或被动运动,以改善病人全身或局部运动功能的方法。

二、分类

（一）按肌肉收缩方式分类

1. 等长运动　肌肉收缩时,肌纤维的长度不变,张力增加,关节不产生肉眼可见的运动。等长运动适用于早期康复,其主要作用是防止肌肉萎缩或促进肌力恢复,如肢体被固定后或手术后的患侧肢体的肌肉收缩;也常用于腰背疼痛病人的肌肉力量训练等,如推墙等。

2. 等张运动　肌肉在有阻力的情况下收缩,肌纤维长度缩短或延长,肌张力基本保持不变,关节产生肉眼可见的运动。如肱二头肌收缩(屈肘关节举哑铃的动作)。

3. 等速运动　又称可调节抗阻运动或恒定速度运动,是利用专门设备,来限定肌肉收缩时肢体的运动速度,使受训练的肢体在运动全过程中始终保持角速度相等。其特点是运动速度恒定,而阻力可变,不会产生加速运动,阻力与作用的肌力成正比。

（二）按完成动作的主动用力程度分类

1. 被动运动　运动是病人完全不用力,肢体处于放松状态,整个过程全靠外力完成的运动。外力可来自于机械力、治疗师的帮助及病人健肢的帮助。适用于瘫痪病人,可增强瘫痪肢体的本体感觉,防止肌肉萎缩和关节萎缩。

2. 助力运动　是指部分借助外力的辅助,部分由病人主动收缩肌肉来完成整个运动过程的运动。适用于肌力 1~2 级,可使用徒手或滑轮等器械健肢带动患肢。如周围神经损伤病人利用滑轮进行关节活动或肌肉力量训练。

3. 主动运动　指整个运动不需要外力帮助,也不给予任何阻力的情况下全部由病人主动独立完成的运动。适用于肌力≥3 级,肌肉能够移动肢体的自重或对抗地心引力时进行的活动,但还不能对抗任何外加阻力的情况。

4. 抗阻运动　在有阻力的情况下,病人主动地进行对抗阻力的运动。适用于肌力>3 级的病人,多用于肌肉的力量训练和耐力训练,如拉扩胸器、重捶沙袋等。

三、作用

1. 维持和改善运动器官的形态和功能,增强肌力和耐力。
2. 促进器官的新陈代谢,增强心肺功能。
3. 提高中枢神经系统的调节能力,促进日常生活活动完善。
4. 增强内脏器官的代谢能力,促进糖代谢。
5. 促进代偿功能的形成和发展,以补偿丧失的功能。
6. 预防和治疗失用综合征,预防和治疗压疮、肌肉萎缩等。

四、临床应用

（一）适应证

1. 神经系统疾病　脑卒中、颅脑外伤、脊髓损伤或炎症、偏瘫、截瘫、脑瘫等。
2. 运动器官疾病　颈肩腰腿痛、四肢骨折或脱位后、关节炎、肩周炎、类风湿关节炎、关节置换术后、截肢后等。
3. 内脏器官疾病　高血压、冠心病、慢性阻塞性肺疾病、消化性溃疡等。
4. 代谢障碍性疾病　糖尿病、高脂血症、肥胖症等。
5. 粘连及瘢痕　术后粘连、瘢痕增生。

（二）禁忌证

疾病的急性期、发热、严重衰弱、有大出血倾向、剧烈疼痛，运动中可能产生严重并发症（如动脉瘤、心脏室壁瘤），运动后加重者等。

五、常用运动疗法

（一）关节活动度训练技术

关节活动度训练技术能改善和维持关节的活动范围，是运用多种训练方法增加或维持关节活动范围，提高肢体运动能力，以利于病人完成功能性活动。常用于关节内外纤维组织挛缩或瘢痕粘连所引起的关节活动范围障碍。其基本方法有：

1. 关节主动运动　指由病人自己完成的关节活动，如屈曲—伸展、内收—外展、旋转等主动活动可以促进关节囊及周围组织的血液循环，具有温和的牵拉作用，能松解疏松的粘连组织，牵拉挛缩不严重的组织，有助于保持和增加关节活动范围。常用的方法是各种徒手体操，器械练习，下垂摆动练习等，可个人练习或相同关节功能障碍病人分组集体练习。

2. 关节主动助力运动　常用的有器械练习、悬吊练习和滑轮练习。

（1）器械练习：是利用杠杆原理，以器械为助力，带动活动受限的关节进行活动。如利用肩关节旋转器、距小腿关节训练器进行训练。

（2）悬吊练习：利用挂钩、绳索、滑轮将需要活动的肢体悬吊起来，使其在去除肢体重力的前提下进行活动，类似于钟摆样运动。

（3）滑轮练习：利用滑轮装置和绳索，通过健侧肢体帮助患侧肢体活动。如肩周炎病人可采用上肢滑轮练习。

3. 关节被动运动　由治疗师或病人自己用健肢进行。其训练方法为：

（1）确定顺序，活动从远端关节至近端关节。

（2）挛缩组织的牵张，活动到最大幅度也宜作短时的维持。

（3）活动应缓慢、轻柔，根据疼痛感觉控制用力程度，切记冲击性和暴力，以免引起软组织的损伤或引起反射性痉挛。

4. 关节松动术　在病人关节活动范围内进行的一种针对性很强的手法操作技术。主要通过徒手的被动运动，增加本体反馈功能或减轻关节疼痛。由治疗师利用较大振幅和低速度的手法，先小幅度后大幅度，或强弱交替被动地活动病人的关节，以达到维持或增加关节活动范围，缓解关节疼痛、肌肉紧张和痉挛的目的。常用手法包括关节的摆动、滚动、滑动、旋转、牵拉和挤压等。关节松动术对关节活动过度、关节肿胀、有关节炎症、恶性疾病或骨折未愈的病人禁用。

5. 牵引疗法　是利用力学中作用力与反作用力的原理，将挛缩关节的近端肢体固定，对其远端肢体进行持续一定时间的器械或电动牵引，通过牵拉作用使其发生一定的分离，从而达到治疗目的的一种方法。牵引力量以引起一定的紧张或轻度的疼痛感觉，不引起反射性肌痉挛为度，加热牵引效果更佳，温度一般在 37～45℃ 为宜。常用于枕颌布托牵引、颈椎牵引、腰椎疾病及四肢关节的功能障碍。

（二）增强肌力训练技术

增强肌力训练的目的是运用各种康复训练方法逐步增强肌力，改善肢体运动功能，同时肌力训练具有预防各骨关节疾病及术后肌肉萎缩，可促进肌肉功能恢复。肌力训练常用方法如下：

1. 被动运动 肌肉失去神经支配后呈迟缓性瘫痪(肌力为 0~1 级),应采取被动保护措施,可由人力或器械进行肌肉的刺激,如推、揉、捏或肌肉电刺激等,也要进行关节的被动活动来强化病人对运动的感觉,因而应该缓慢地进行运动,并且必须使病人的注意力集中于运动。

2. 辅助主动运动 适用于肌力较弱尚不能独自主动完成运动的部位,当肌力为 1~2 级时应开始辅助主动运动训练,常用方法包括徒手、悬吊、浮力等辅助主动运动。

3. 主动运动 当肌力达到 3 级或以上时,即可进行对抗肢体重力的主动运动。训练中应采取正确的体位和姿势,防止代偿运动。

4. 抗阻主动运动 当肌力已达 4 级或以上时,应由主动运动逐渐发展到抗阻运动。这类训练根据肌肉收缩类型分为抗等张阻力运动、抗等长阻力运动及等速运动,见表 3-1。

表 3-1 不同肌力水平的运动方式

肌力分级	训练方法	常用设备
0~1 级	被动运动、传递神经冲动训练	电刺激、传递神经
1~2 级	徒手助力和悬吊助力减重训练	肌电生物反馈
3~4 级	主动运动	减重运动器械,常用悬吊架、水疗
4~5 级	渐进性抗阻训练或加负荷训练	哑铃、沙袋、弹簧、拉扩胸器、拉橡皮筋和滑轮装置等

注意事项:①选择适当的训练方法,根据现有肌力等级选择适宜的运动方法;②科学地调节运动量和训练频度,以训练后第二天不感到疲劳和疼痛为宜;③促使病人积极参与,避免代偿动作;④防止损伤,避免疼痛及心血管不良反应。

（三）耐力训练技术

耐力训练可增强心血管和呼吸功能,改善机体的新陈代谢。进行耐力训练时应注意:训练前要进行必要的体格检查,特别是心血管系统和运动器官的检查,以免发生意外或损伤;训练要循序渐进,切忌急于求成,超量训练;跑前做好准备活动,跑后做适当放松运动,避免突然开始或突然停止。主要方法有:

1. 散步 全身放松,以缓慢的速度步行,每次持续 10~30 分钟。散步运动强度小,适用于原发性高血压、消化性溃疡、失眠及其他慢性病病人。

2. 医疗步行 在平地步行的速度应中等偏快,一般以每分钟 50~100m 的速度行走,若快步行走(每分钟超过 100m),可使心率明显增快,对心肺功能有较大锻炼作用。在适当的坡道上步行,则比平地步行对心肺功能的锻炼和代谢能力的作用更大。每日或隔日进行一次,适用于冠心病、慢性支气管炎、肺气肿、糖尿病、肥胖等病人。

3. 慢跑 又称健身跑,跑步时全身肌肉放松,当心率增快至需要高度时,再维持一定时间。开始练习健身跑的病人可进行间歇跑或短程健身跑,以后逐渐改为常规健身跑。慢跑运动强度较大,适用于年龄不太大,心血管功能较好,有一定锻炼基础的病人。

4. 其他 如骑自行车、跳绳、游泳、划船、登山等。

（四）呼吸训练技术

呼吸训练是通过各种控制性技术来纠正病人的异常呼吸模式,降低呼吸做功,提高肺泡通气量,从而改善呼吸功能的治疗方法。常用呼吸运动方法有:腹式呼吸、缩唇呼吸和深呼吸。

1. 腹式呼吸的护理要点 ①吸气时避免背部过伸;②避免单纯活动腹部和过度换气;③鼓励病人常用膈肌呼吸;④指导病人在任何呼吸困难时,应用膈肌呼吸进行自我调整;⑤严重慢性阻塞性肺气肿病人,膈肌呼吸方式应慎用。

2. 缩唇呼吸的护理要点 ①吸气与呼气时间比为1:2;②避免用力呼气,使胸腔内压增高,从而导致气道的过早闭合。

(五)平衡训练技术

平衡训练常用于因神经系统疾病、前庭功能损害、肌肉骨关节系统等疾病所造成的平衡能力减弱的病人。平衡训练可分为静态平衡训练和动态平衡(包括自动动态、他动动态平衡)训练。临床上常根据平衡的三种状态将人的平衡能力分为3级平衡。静态平衡(一级平衡)指人能够独立坐住或站立;自动动态平衡(二级平衡)指人能够主动进行各种姿势转换运动,并能重新获得稳定状态的能力;他动动态平衡(三级平衡)指人能对抗外力干扰,恢复并获得稳定状态的能力。

(六)协调训练技术

主要用于深部感觉障碍,小脑性、前庭迷路性和大脑性运动失调,以及因震颤等不随意运动的协调运动障碍。协调训练应从简到繁,由单个肢体到多个肢体的联合协调,从对称性协调到不对称性协调训练,从慢速协调到快速协调,从睁眼练习训练到闭眼训练。关键在于集中注意力,进行反复正确的练习。训练时切忌过分用力,以免兴奋扩散而加重不协调。

(七)神经生理学疗法

神经生理疗法是20世纪40年代开始出现的治疗脑病损后肢体运动控制障碍的方法,是以神经生理与神经发育理论为基础,认为人体从婴幼儿发育至成年人,各种神经功能的形成和完善,均遵循一定的神经发育的规律。典型代表为:Rood技术、Bobath技术、Brunnstrom技术、PNF技术等。

神经生理学疗法的各种治疗技术各有特点:Rood技术以感觉刺激技术为主;Bobath技术则主要通过控制关键点,运用反射性抑制模式,利用生理或病理反射调节反应,多用于偏瘫病人和脑瘫患儿;Brunnstrom技术的核心为中枢兴奋扩散原理,早期充分利用一切方法及各种运动模式引出肢体的运动反应,再从异常模式中引导分离出正常的运动成分,最终脱离异常模式,形成正常模式;PNF技术强调本体觉促进的作用,如何选用这些理论和方法是很多人关心的问题。一般认为:为使促进技术发挥最大效应,应将所有方法灵活结合使用,使其相辅相成,避免相互矛盾而抵消作用。

(八)运动再学习疗法

运动再学习疗法(MRP)利用学习和动机的理论,以运动科学、生物力学、神经生理及行为科学为基础,以脑损伤后的可塑性和功能重组为理论依据,把中枢神经系统损伤后运动功能的恢复训练视为一种再学习或再训练的过程,认为实现功能重组的主要条件是需要进行针对性的练习活动,练习越多,功能重组就越有效,而缺少练习则可能产生继发性神经萎缩或形成不正常的神经突触。MRP主张通过多种反馈(视、听、皮肤、体位、手的引导)来强化训练效果,充分利用反馈在运动控制中的作用。

运动再学习疗法包括了日常生活中的基本运动功能,由7部分组成:即上肢功能训练、口面部功能训练、从仰卧到床边坐起训练、坐位平衡训练、站起与坐下训练、站立平衡训练和步行训练。治疗时根据病人存在的具体问题选择最适合病人的部分开始训练,每部分均按照下列4个步骤进行:①了解正常的活动成分并通过观察病人的动作来分析缺失的基本成分和异常表现;②针对病人丧失的运动成分,通过简洁的解释和指令,反复多次地练习,并配合语言、视觉反馈及手法指导,重新恢复已经丧失的运动功能;③把所掌握的运动成分与正常的运动结合起来,不断纠正异常,使其逐渐正常化;④在真实的生活环境中练习已经掌握的运动功能,使其不断熟练,以保证病人能将所学的运动技能应用于各种日常生活活动。

六、运动处方

对准备接受运动治疗的病人,在治疗前由康复医师通过必要的临床检查和功能评定后,根据所获资料和其健康状况,选择合适的运动治疗项目,规定适当的运动量,并注明运动中的注意事项,即为运动治疗处方,简称运动处方。一个完整的运动处方应包括运动治疗项目、运动治疗量和运动治疗的注意事项。

（一）运动治疗项目

根据运动疗法的目的可分为耐力性项目、力量性项目、放松性项目、矫正性项目等。

1. 耐力性项目　以健身,改善和提高心、肺及代谢功能,防治冠心病、肥胖、糖尿病等为目的。如医疗步行、健身跑、骑自行车、游泳、爬山、上下楼梯等。

2. 力量性项目　以增强肌肉力量和消除局部脂肪为目的。如持实心球、沙袋、哑铃、拉力器等,适用于骨骼肌和周围神经损伤等引起的肌肉力量减弱者。

3. 放松性项目　以调节神经、放松肌肉、消除疲劳为目的。如太极拳、散步、保健按摩、气功等。适用于心血管或呼吸系统疾病的病人、年老体弱者。

4. 矫正性项目　以纠正躯体解剖结构或生理功能异常为目的。如治疗肺气肿的呼吸体操、治疗内脏下垂的腹肌锻炼体操、扁平足的矫正体操、骨折后的功能锻炼等。

（二）运动治疗量

是指运动治疗中的总负荷量。其大小取决于运动治疗的强度、频度和运动治疗的总时间三个要素,其中运动治疗的强度是运动处方中的定量化的核心。

1. 运动治疗强度　是确定运动治疗量的最为重要的因素,直接影响治疗效果和治疗的安全性。常用的生理指标有运动时心率、机体耗氧量、代谢当量和病人的主观感觉。

（1）心率:是确定运动治疗强度的可靠指标,应注明运动治疗中允许达到的最大心率和运动中应该达到的适宜心率(即靶心率 THR),根据运动治疗中选择的最大心率可以将运动治疗量分为大、中、小三种,大运动量相当于最大心率的80%以上,中运动量相当于最大心率的70%,小运动量相当于最大心率的60%。

有条件时最好通过运动试验确定靶心率,常用自行车功率仪或活动平板取得最大心率。也可通过计算得出心率指标:

$$最大心率 = 210 - 年龄$$
$$靶心率 = (210 - 年龄) \times (0.6 \sim 0.8)$$

（2）机体耗氧量:以运动时耗氧量占最大耗氧量的百分数($\% VO_2 max$)为指标,运动治疗的耗氧量一般占最大耗氧量的40% ~60%。

（3）代谢当量（MET）:MET 代表机体静息状态下的代谢率,1MET 约为每千克体重每分钟耗氧 3.5ml[3.5ml/(kg·min)]。测定代谢当量时需要一定的设备和技术,实际工作中不易广泛应用,WHO 曾对日常生活活动、家务劳动、文娱活动、职业劳动中的代谢当量

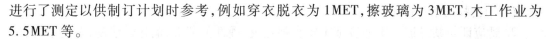

进行了测定以供制订计划时参考,例如穿衣脱衣为1MET,擦玻璃为3MET,木工作业为5.5MET等。

（4）主观感觉:运动治疗中的主观感觉是病人身体对运动治疗量的反应。适宜的治疗强度是治疗过程中病人感觉舒适或稍微气喘,但呼吸节律不紊乱。

2. 运动治疗频度 频度是指每周进行运动治疗的次数。一般小运动治疗量每日一次,大运动治疗量可隔日一次,以每周3~4次为宜,如果间隔的时间超过3天,运动治疗效果的蓄积作用就会消失,影响运动效果。

3. 运动治疗持续时间 是指一次运动治疗的总时间,可分为准备、练习和结束三部分。练习时间是一次治疗的主要部分,至少维持20~30分钟。运动时间可与运动强度相互调节,运动强度小,则持续时间较长,运动强度大,则持续时间应较短。

（三）注意事项

1. 掌握好适应证 不同疾病选择不同的运动治疗方法才能保证疗效,如心脏病应以主动运动为主,采用有氧训练、医疗体操等;肺部疾病应以呼吸体操为主;肢体瘫痪性疾病如偏瘫、截瘫、脑瘫等除主动运动外大多需要给予一对一的治疗,如神经发育疗法、运动再学习疗法等。

2. 循序渐进 训练项目应由少到多,程度由易到难,运动量由小到大,使病人逐渐适应。

3. 持之以恒 运动疗法大部分项目需要经过一段时间后才能显效,只有坚持治疗才能积累治疗效果,切忌操之过急或中途停止。

4. 个性化治疗 要根据不同病种、不同对象制订不同的治疗方案,即因人而异、因病而异。

5. 及时调整 运动治疗实施过程中要定时评定,及时调整治疗方案,然后继续实施,再评定、再调整,直至方案结束,达到预定目标为止。

第二节 物理因子疗法

物理因子疗法是应用光、电、声、磁、热、冷、机械等物理因子作用于机体,引起机体内一系列生物学效应,达到治疗、康复和预防疾病的治疗方法。物理因子具有抗感染、镇痛、镇静、改善血液循环、调节自主神经及内脏功能、松解粘连及软化瘢痕、杀菌、治癌等作用,适用于各种运动障碍、急慢性疼痛、急慢性炎症、血液循环障碍和各种外伤与疾病产生的肿胀、愈合不良、瘢痕、肌肉萎缩等症。该疗法包括各种电疗法、光疗法、超声波疗法、磁疗法、生物反馈疗法、传导热疗法、冷疗法、水疗法等。

一、电疗法

电疗法是指利用电能作用于人体,以防治疾病的方法。常用的电疗法包括直流电疗法、低频电疗法、中频电疗法、高频电疗法等。

（一）直流电药物离子导入疗法

直流电是电流方向不随时间而变化的电流。用直流电将药物离子导入人体以治疗疾病的方法称为直流电药物离子导入疗法。

1. 治疗作用 直流电疗法具有镇静、止痛、抗感染,促进神经再生和骨折愈合,调整神经系统和内脏功能,调整肌张力等作用。直流电药物离子导入疗法既具有直流电的治疗作用,又具有药物的治疗作用。

2. 适应证与禁忌证 ①适应证主要有神经炎、慢性关节炎、消化性溃疡、瘢痕粘连、虹膜睫状体炎、慢性盆腔炎、高血压和冠心病等。②禁忌证包括急性湿疹、心力衰竭、出血倾向、孕妇腰腹部、对直流电过敏、高热、昏迷、局部植入金属异物、安置心脏起搏器等。

3. 护理要点 ①治疗前告知病人正常感觉和异常感觉的情况,检查皮肤的完整性;治疗中密切观察、主动询问病人的感觉;治疗后衬垫要清洗、煮沸、消毒。②正极下皮肤含水量减少,皮肤干燥,治疗后局部应用润肤剂。③对于皮肤过敏病人,应慎用离子导入疗法或应用后在局部应用抗过敏药物。

(二)低频电疗法

低频电疗法是指应用频率低于1000Hz的脉冲电流治疗疾病的方法。常用的低频脉冲电疗法有经皮神经电刺激疗法、功能性电刺激疗法、神经肌肉电刺激疗法。

1. 治疗作用 低频电疗法有兴奋神经肌肉组织、促进局部血液循环和镇痛等作用。

2. 适应证与禁忌证 ①适应证主要有各种急慢性疼痛(包括神经痛、头痛、关节痛、肌痛、术后伤口痛、残肢痛、幻觉、癌痛等)、慢性溃疡、中枢性瘫痪后感觉运动障碍等。②禁忌证同直流电药物离子导入疗法禁忌证。

3. 护理要点 ①治疗前告知病人应有的感觉,治疗中密切注意病人状态;②治疗部位如有创伤应停止该项治疗。

(三)中频电疗法

中频电疗法指应用频率为1~100kHz的电流治疗疾病的方法。其比低频电流更容易作用于深部组织,具有兴奋神经肌肉组织、镇痛和改善血液循环等作用。

1. 等幅中频电疗法 应用频率为1~20kHz等幅正弦电流治疗疾病的方法,也称为音频电疗法。

(1)治疗作用:等幅中频电疗法有消散硬结、软化瘢痕、松解粘连、改善局部组织血液循环、促进炎症吸收、镇痛及对烧伤后和术后瘢痕止痒等作用。

(2)适应证与禁忌证:①适应证:瘢痕、关节纤维性痉挛、术后粘连、炎症后浸润硬化、注射后硬结、血肿机化、狭窄性腱鞘炎、肌纤维组织炎硬结、硬皮病、阴茎海绵体硬结、肩关节周围炎、血栓性静脉炎、慢性盆腔炎、肠粘连、慢性咽喉炎、声带肥厚、关节炎、神经炎、神经痛、带状疱疹后神经痛、术后尿潴留、术后肠麻痹等。②禁忌证:恶性肿瘤、急性炎症、出血倾向,局部金属物、植有心脏起搏器者。

2. 调制中频电疗法 应用被低频电流调制后的中频电流治疗疾病的方法称为调制中频电疗法。

(1)治疗作用:调制中频电流具有低频电流与中频电流两种电流的特点。具有镇痛、促进血液循环和淋巴回流、锻炼骨骼肌、提高平滑肌张力和调节自主神经功能等作用。

(2)适应证与禁忌证:①适应证:肩关节周围炎、腰椎间盘突出、骨关节炎、关节炎、肌纤维组织炎关节纤维性痉挛、瘢痕、粘连、血肿机化、注射后硬结、坐骨神经痛、周围神经病损、失用性肌萎缩、溃疡病、胃肠张力低下、尿路结石、慢性盆腔炎、弛缓性便秘、术后肠麻痹等。②禁忌证同等幅中频电疗法。

3. 干扰电流法 同时使用两组频率相差0~100Hz的中频正弦电流形成干扰电场,利用干扰电场治疗疾病的方法称为干扰电疗法。

(1)治疗作用:干扰电疗法具有镇痛、促进血液循环、锻炼骨骼肌、提高平滑肌张力、调节神经血管功能、改善内脏功能、加速骨折愈合等作用。

（2）适应证与禁忌证：同调制中频电疗法。

（四）高频电疗法

高频电疗法是指应用频率高于100kHz的电磁振荡电流治疗疾病的方法。根据波长将高频电流分为长波、中波、短波、超短波、微波5个波段。临床常用短波疗法、超短波疗法和微波疗法。

高频电作用人体时主要产生热效应与非热效应。热效应有镇痛消炎、改善周围血液循环和治癌的作用；非热效应有消炎、再生作用。短波疗法有改善血液循环、镇痛、缓解肌肉痉挛等作用；超短波疗法有控制急性炎症、提高免疫力、镇痛、促进组织再生等作用。微波疗法，小剂量微波可用于急性炎症、感染、损伤；中剂量微波用于慢性疼痛、软组织劳损；大剂量微波用于恶性肿瘤的治疗。高频电疗法禁用于妊娠、出血倾向、心肺功能衰竭、恶性肿瘤（小剂量时）、装有心脏起搏器及戴有金属异物者。

二、光疗法

利用人工光源或日光辐射能量治疗疾病的方法称为光疗法。常用的有红外线疗法和紫外线疗法。

（一）红外线疗法

红外线通过红外线辐射作用于人体组织产生温热效应，故又称辐射热疗法。

1. 治疗作用　红外线疗法具有改善局部血液循环、缓解痉挛，降低肌张力、镇痛、加速组织修复和再生，改善免疫功能等作用。

2. 适应证与禁忌证　①适应证：软组织扭挫伤恢复期（24小时后）、肌纤维组织炎、肌痉挛、关节炎、关节纤维性挛缩、神经炎、神经痛；疖、痈、蜂窝织炎、丹毒、乳腺炎、淋巴结炎等炎症浸润吸收期；延迟愈合的伤口、冻疮、压疮等。②禁忌证：恶性肿瘤、高热、急性化脓性炎症、活动性出血或出血倾向、活动性结核。治疗时将红外线灯头对准治疗部位，距离30~50cm，病人感觉湿热舒适为宜，每次20~30分钟，每日1~2次，15~20次为1个疗程。

（二）紫外线疗法

利用紫外线防治疾病的方法称为紫外线疗法。紫外线是紫光之外的不可见光线，波长为180~400nm。

1. 治疗作用　紫外线有杀菌、消炎、镇痛、改善局部血液循环、促进伤口愈合、脱敏、抗佝偻病、提高免疫力等作用。

2. 适应证与禁忌证　①适应证：局部照射适用于痛风性关节炎、疖、痈、蜂窝织炎、丹毒、淋巴结炎、乳腺炎、静脉炎等急性炎症，以及伤口感染、伤口愈合迟缓、压疮、冻疮、溃疡、烧伤创面、慢性气管炎、支气管炎、肺炎、支气管哮喘、慢性胃炎、风湿性关节炎、类风湿关节炎、神经炎、神经痛等；体腔照射适用于口、咽、鼻、外耳道、阴道、直肠、窦道等腔道急性感染、溃疡等；全身照射适用于佝偻病、骨软化症、骨质疏松症、过敏症、玫瑰糠疹、银屑病、白癜风、瘙痒症等。②禁忌证：红斑狼疮、光敏性皮炎、心功能衰竭、肾衰竭、活动性结核病、中毒和伴有发热、发疹的传染病病人、恶性肿瘤等。

3. 护理要点　①照射时应佩戴眼罩，以免发生电光性眼炎；②严密遮盖非照射部位，以免超面积、超量照射；③注意环境通风。

三、超声波疗法

应用超声波治疗疾病的方法称为超声波疗法。超声波是每秒振动频率 20kHz 以上的机械振动波。常用频率为 800～1000kHz。

1. 治疗作用 超声波作用于人体可引起微细的按摩效应、温热效应、理化效应。

2. 适应证与禁忌证 ①适应证:神经痛、软组织损伤、瘢痕增生、注射后硬结、冠心病、支气管炎等。②禁忌证:恶性肿瘤、出血倾向、心力衰竭、高热等。

3. 护理要点 ①治疗前告知病人治疗的正常感觉;②密切观察病人情况;③体温在 38℃ 以上者,应暂时停止治疗;④局部皮肤有破损者停止治疗。

四、磁疗法

应用磁场作用于人体以治疗疾病的方法称为磁疗法。常用的磁疗方法有静磁场法(磁疗帽、磁背心、磁腹带)、动磁场法(旋转磁疗机、磁电动按摩机、电磁疗机)、磁化水疗法(磁化饮水器)等。

1. 治疗作用 磁疗主要有镇痛、消炎、消肿、降压、降脂、软化瘢痕、促进骨生长等作用。

2. 适应证与禁忌证 ①适应证:软组织损伤、关节炎、神经痛、胃肠功能紊乱、消化性溃疡、支气管哮喘、乳腺炎等。②禁忌证:高热、出血倾向、重度心肺功能障碍等。

3. 护理要点 ①密切观察病人状况,出现磁疗不良反应,如恶心、头痛、心悸、局部皮肤过敏等应立即停止治疗;②采用小剂量开始,根据病人反应,适当加大剂量。

五、冷疗法

冷疗法指利用低于体温与周围温度、但在 0℃ 以上的低温治疗疾病的方法称为冷疗法。

1. 治疗作用 降低体温、镇痛解痉、减轻局部充血、控制炎症扩散。

2. 适应证与禁忌证 ①适应证:运动系统疾患如软组织损伤的急性期伴有出血或水肿时;急性炎症病灶如睑腺炎早期、疖肿、丹毒、蜂窝织炎等;内脏出血如胃十二指肠出血、消化道出血用局部冷疗。②禁忌证:局部血液循环障碍、局部皮肤知觉障碍、肾脏疾病、年老体弱、对冷过敏者等。

3. 护理要点 ①严格掌握冷疗时间和温度,以免冻伤;②注意观察病人状况,如出现潮红、局部瘙痒、荨麻疹、血压下降、虚脱等现象应停止治疗,平卧休息,保暖,喝热饮料。

六、水疗法

水疗法是应用水的温度、静压、浮力及所含成分,作用于人体来防治疾病的方法。

1. 治疗作用 具有温度刺激作用、机械刺激作用和化学刺激作用。

2. 适应证与禁忌证 ①适应证:主要有脊髓不全损伤致截瘫、脑血管病后偏瘫、自主神经功能紊乱、原发性高血压、习惯性便秘、职业性铅中毒或汞中毒、疲劳综合征、骨折后遗症、强直性脊柱炎、大面积瘢痕挛缩、慢性盆腔疾患、慢性湿疹、牛皮癣等。②禁忌证:主要有神经意识紊乱、传染病严重动脉硬化、癫痫、恶性肿瘤、炎症感染、皮肤破损、过度疲劳等。

3. 护理要点 ①水疗不宜在饥饿或饱餐后 1 小时内进行,水疗前病人应排空大小便;②全身浸浴或水下运动时应密切观察病人,防止溺水;③治疗后应注意保暖,适当饮水。

第三节 作业疗法

一、定义

作业疗法是指针对病人功能障碍情况进行全面评估后,有目的地选择一些与日常生活及职业相关的作业活动进行训练与治疗,使其最大限度地改善和恢复身体、心理和社会功能的一种治疗方法。作业疗法是康复治疗的主要措施之一。

二、分类

1. **按作业名称分类** 木工作业、皮工作业、金工作业、黏土作业、编织作业、制陶作业、手工艺作业、日常生活活动、认知作业、书法、绘画、园艺等。

2. **按治疗目的和作用分类** 改善关节活动范围的作业、增强肌力的作业、增强耐力的作业、增强协调性能力的作业、减轻疼痛的作业、提高感觉功能的作业、提高生活活动能力的作业、改善整体功能的作业等。

3. **按作业疗法的对象分类** 小儿作业、老年人作业、精神与心理疾病作业等。

4. **按作业疗法实际要求分类**

(1) 维持基本生活的作业:如穿衣、进食、如厕、行走等。

(2) 职业技能性作业:如缝纫、编织、刺绣、园艺、木工、陶器等作业活动。

(3) 文娱与游戏性作业:如集邮、听音乐、看电视、下棋、弹琴、玩游戏等。

(4) 康复辅助器具的使用训练:如矫形器、假肢、助行器、轮椅的使用训练。

5. **按治疗的内容分类** 日常生活活动训练、文体治疗、自助具及矫形器和假肢训练等。

三、治疗作用

1. **促进机体功能的恢复** 增加躯体感觉和运动功能,如增加关节活动度、增强肌肉力量和耐力,增进手的精细功能、改善身体协调性和运动能力等。

2. **改善认知和感知功能** 如提高定向、注意、记忆、定义、概念、解决问题、安全保护能力等。

3. **提高日常生活活动能力** 通过日常生活活动能力作业及自助具使用和训练,提高功能障碍者自行活动能力、自我照料能力、适应环境及工具使用能力等。

4. **改善精神状况** 可减轻功能障碍者的悲观、抑郁、恐惧、愤怒、依赖等心理异常和行为改变,强化病人的自信心,辅助心理治疗。

5. 促进工作能力的恢复和提供病人职业前技能训练。

四、临床应用

1. **神经科** 脑卒中、颅脑损伤、脊髓损伤、神经肌肉疾病、周围神经病变、帕金森病、老年性认知力能减退等。

2. **骨科** 腰腿痛、手外伤、截肢、断肢再植,骨折后关节活动度受限等。

3. **儿科** 脑瘫、儿童发育迟缓等。

4. **内科** 类风湿关节炎、冠心病、原发性高血压、慢性阻塞性肺疾病、糖尿病等。

5. 精神科　抑郁症、精神分裂症等。

五、治疗方法

（一）日常生活活动

1. 基本日常生活活动　最基本的生存活动技能，包括个人卫生（如洗漱、梳头、洗澡、如厕等）、进食、活动（如床上活动、转移等）、更衣等。训练时可参考儿童学习的顺序，即吃饭→转移→上厕所→脱衣服→穿衣服，并根据病人的特殊残疾和局限性、家庭条件等制订训练程序，教给病人一些技巧并作指导，必要时为病人配置辅助具。

2. 工具性日常生活活动　是需要更多解决问题能力的日常生活活动，有更复杂的环境因素介入，大多数使用工具。包括家务活动（如做饭、洗衣、打扫卫生）、社会生活技巧（如购物、使用公共交通工具）、个人健康保健（如就医、服药）、安全意识（如对环境中危险因素的意识、打报警电话）、环境设施及工具的使用（如使用电话、冰箱、微波炉）等。

（二）娱乐休闲活动

娱乐休闲活动是作业疗法中重要的训练内容之一，主要适用于大关节、大肌群或内脏功能障碍者。作业治疗师应对病人的娱乐功能进行评定，根据病人的功能情况、年龄、爱好等，选择有针对性的娱乐活动，并提供指导和教育，必要时为病人配置辅助具。

娱乐休闲活动可以是适合病人年龄的各种娱乐活动，如园艺活动（种植花草、栽培盆景、园艺设计、游园活动等）、体育运动（球类、射击、飞镖、体育舞蹈、太极拳、游泳等）、游戏（棋类游戏、牌类游戏、拼图、迷宫、套圈、电脑游戏等）、艺术活动（音乐、绘画、舞蹈、戏剧、书法、诗歌等）。

娱乐活动可增加病人内在的价值感和自尊感，增进与家人、朋友的关系，从身体、精神、心理和社会多个方面起到治疗效果，使病人在娱乐活动中达到治疗疾病、提高生活质量的目的。

（三）职业性活动训练

职业性活动训练是以真实的或模拟的工作活动作为手段的一种作业治疗。治疗师应对工作活动进行分析，评定病人的身体功能状况，根据病人原工作岗位、手的精细协调功能活动障碍情况、个人爱好等因素为病人设计有针对性的工作活动，并在训练中教给病人减轻工作中不适和自我保护等的技巧。

常用的方法有木工作业、黏土作业（制陶作业、橡皮泥塑形作业）、编织、缝纫、办公室作业等。工作训练可改善肢体运动功能、增强病人成就感和自信心、提高职业技能等。

（四）认知综合功能训练

可对觉醒水平、定向力、注意力、认识力、记忆力、顺序、定义、关联、概念、归类、解决问题、安全保护、学习概括等认知功能分别进行训练。

计算机辅助训练具有直观、省力、能提供反馈等特点，常用来进行认知综合功能训练。由计算机输出的声音信号帮助病人促进听觉记忆，输出的文字、图画等信号促进文字、图像记忆，计算机中的各种游戏对病人的注意力、认知能力、计划、学习等认知综合功能具有促进作用。

（五）康复辅助用具的制作、训练和指导

康复辅助用具的制作、训练和指导是作业治疗的内容之一。辅助用具是指在病人进食、着装、如厕、写字等日常生活活动、娱乐和工作中，充分利用其残存功能，为弥补丧失的功能

而研制的简单实用、帮助功能障碍者提高自理能力的器具。

辅助器具多由治疗师根据病人存在的问题予以设计或指导购买,并进行使用训练。常用的辅助具如防止饭菜洒落的盘挡、加粗改进型的勺子、帮助完成抓握动作的万能袖等。

(六)治疗性功能训练

指为作业活动作准备的功能训练。最基本、最常用的为运动功能训练。

1. 增加肌力的训练

(1)抗阻等张运动:例如抗阻的斜面磨砂板。

(2)主动等张练习:如锤钉训练上肢肌力。使用黏土、橡皮泥训练手的力量等。

(3)主动助力训练:如上肢借助悬吊带进行的训练,主要是等张收缩形式的活动。

(4)主动牵拉训练:利用主动肌的力量牵拉拮抗肌。

(5)无抗阻的等张练习。

(6)抗阻等长训练:需要保持姿势的动作,如抬高上肢绘画。

(7)神经肌肉控制训练。

2. 增加耐力的训练　低负荷、多次重复的训练。

3. 增加心肺功能的练习　主要是有氧练习,要达到最大耗氧量的50%~85%。

4. 增加关节活动度和灵活性的训练　包括主动运动和被动运动训练。被动运动常借助于治疗师或一些装置的外力来完成。

5. 增加协调性的练习　如利用洗碗等增加双侧上肢协调能力。

6. 其他　站立训练、感觉刺激及物理治疗等方法可在作业活动之前作为准备,或在进行作业活动中配合使用以增加作业活动的效果。

六、治疗方法的选择

1. 改善关节活动度　可选择在编织架上编织、写大字、锤钉木板、拧螺帽、捡拾珠子或豆、上下楼梯、骑自行车、打篮球、打乒乓球等。

2. 增强肌力　可选择拉锯、刨木、木刻、踏功率自行车等。

3. 改善协调平衡　可选择刺绣、剪贴、脚踏缝纫机做缝纫等。

4. 提高日常生活活动能力　可选择扣纽扣、系带、持匙、用叉、端碗、梳洗、剃须、整容、上下楼梯、骑自行车等。

5. 调整心理及精神状况　可选择插花、养鱼、下棋、打牌、弹琴、书法、绘画、编织、刺绣、捶打、打扫卫生等。

6. 增强社会活动能力　可选择文娱活动、体育比赛、集体劳动等。

七、注意事项

1. 根据病人的性别、年龄、职业、兴趣、生活习惯、身心功能评定结果等,确定作业疗法的目标,选择作业训练的项目。

2. 强度的安排必须按照从轻到重、从简到繁的原则。各种作业的强度不同,在制订处方时必须具体规定,并在疗程中根据病人的适应性与反应给予调整。治疗时间和频度应根据病人的具体情况进行安排,一般每次20~40分钟,每日1次。

3. 要充分调动病人的积极性,使其主动参与。

4. 定期评价病人功能恢复情况,及时调整、修订治疗处方。

5. 保证安全,防止发生意外。

第四节　康复工程

采用现代先进的工程和技术来替代或补偿减退与丧失的功能,矫正畸形,预防功能进一步退化的工程学称为康复工程。康复工程师帮助病人最大程度地开发潜能,恢复其独立生活、学习、工作、回归社会、参与社会能力的科学。本节主要介绍矫形器、假肢、轮椅、助行器和自助具。

一、矫形器

矫形器也叫支具,是装配于人体外部,通过力的作用,预防、矫正畸形,增强其正常支持能力,以治疗骨关节及神经肌肉疾患,补偿其功能的器械。

(一)使用目的

保护关节、限制异常活动、矫正变形、预防变形、减少负重。

(二)矫形器的分类

1. 按装配部位分类

(1) 上肢矫形器:保持肢体于功能位,提供牵引力以防止关节挛缩,预防或矫正上肢畸形,补偿上肢肌肉失去的力量以及辅助无力肢体运动或替代手的功能。上肢矫形器包括手部矫形器、腕关节矫形器、肘关节矫形器、肩关节矫形器。

(2) 下肢矫形器:支撑体重,辅助或替代肢体功能,限制下肢关节不必要的活动,保持下肢稳定,改善站立或步行时姿态,预防和矫正畸形。下肢矫形器包括踝足矫形器、膝关节矫形器、髋关节矫形器等。

(3) 脊柱矫形器:固定和保护脊柱,矫正脊柱的异常力学关系,减轻躯干的局部疼痛,保护病变部位免受进一步的损伤,支持麻痹的肌肉,预防、矫正畸形。脊柱矫形器包括头颈部矫形器、颈部矫形器、颈胸部矫形器、颈胸腰骶部矫形器、胸腰骶部矫形器和腰骶矫形器。

2. 按矫形器的作用分类　有即装矫形器、保护用矫形器、稳定用矫形器、减免负荷用矫形器、站立用矫形器、步行用矫形器、夜间用矫形器、牵引用矫形器、功能性骨折治疗用矫形器等。

3. 按主要材料分类　有塑料矫形器、金属矫形器、皮质矫形器、木质矫形器等。

4. 按所治疗的疾病分类　如有脊髓灰质炎后遗症用矫形器、马蹄内翻足矫形器、脊柱侧弯矫形器、先天性髋脱位矫形器、骨折治疗矫形器、股骨头无菌坏死矫形器等。

(三)矫形器的功能作用

1. 固定和保护作用　通过对病变肢体或关节的保护。促进病变的恢复直至痊愈,如骨折矫形器可保护骨折部位的稳定。

2. . 预防和矫正畸形作用　通过矫形器改进因肌力不平衡和人体重力在行走中引起的骨与关节的变形,如胸腰椎矫形器可矫正脊柱侧弯。

3. 稳定和支撑作用　通过限制关节异常活动范围,稳定关节,减轻疼痛或恢复其承重功能,如坐骨承重矫形器可用于治疗股骨头无菌性坏死时的负荷。

4. 改进功能作用　通过矫形器改进肌肉反射性痉挛及步行、饮食等日常生活、工作能力,如腕关节矫形器可帮助手部畸形病人改善握持功能。

（四）矫形器使用的康复护理

1. 装配矫形器前的康复护理

（1）心理康复护理：病人由于对矫形器的使用不了解而充满好奇和疑虑，甚至不安，护理人员应向病人介绍矫形器的有关知识。帮助其解除疑虑，减轻心理负担，以使其配合。

（2）指导着装：为方便矫形器的穿戴和训练，应指导病人穿着宽松、柔软、便于穿脱的服装。如装配上肢矫形器应穿着袖口宽大的上衣，装配下肢矫形器，则裤子的裤脚要宽大。

（3）康复教育：对病人及家属进行矫形器结构、特点、使用方法，以及使用矫形器对于治疗和预后的影响等知识宣教，使其能尽快过渡到装配后的训练之中。

（4）协助训练：协助康复医师进行装配前训练，以增强肌力、改善关节活动范围和协调功能，消除水肿，为矫形器的装配和使用打下基础。

2. 装配矫形器后的康复护理

（1）训练病人使用矫形器：指导和协助病人正确有效地使用矫形器，包括教会病人穿脱矫形器和利用矫形器完成日常生活活动，以及进行相应的功能训练。

（2）预防压疮：佩戴矫形器易使局部组织受压出现压疮，佩戴过程中应注意观察病人局部皮肤有无发红、疼痛、破损等。发现问题及时采取有效措施，如在骨突部位加软衬垫缓解受压，局部受压严重应及时请矫形技师调整。

（3）皮肤护理：每日清洁局部皮肤，保持干燥，以防皮肤感染。

（4）矫形器保养与维修：为保证矫形器正常发挥功能，延长使用寿命，应注意对其进行保养，如经常清洗，保持干燥；使用低温热塑材料制作的矫形器，存放时应远离热源；发现问题应及时请矫形技师修理。

（五）矫形器使用注意事项

1. 疾病康复治疗时，应将矫形器的治疗作为整体治疗的一部分，明确矫形器在该疾病不同治疗阶段中的作用。

2. 只要能用其他治疗手段获得更好的治疗效果，就无须使用矫形器。

3. 指导病人功能训练，以防产生对矫形器的依赖。

二、假肢

假肢是用于弥补截肢者肢体缺损和代偿其失去肢体的功能而制造、装配的人工肢体。假肢通常由接受腔、联接部件、人造关节、仿真假手（脚）四部分组成。使用假肢可以代偿失去肢体的部分功能，使截肢者恢复一定的生活自理能力。

（一）分类

1. 按结构分类　分为内骨骼式假肢和外骨骼式假肢。

2. 按装配时间分类　分为临时假肢和正式假肢。临时假肢是由临时性残肢接受腔与其他假肢部件构成的简易假肢，一般用于截肢的早期。正式假肢则为正常长期使用的假肢。

3. 按驱动假肢的动力来源分类　分为自身动力源假肢和外部动力源假肢（如电动、气动假肢）。

4. 按假肢的主要用途分类　分为装饰性假肢、功能性假肢、作业性假肢及运动假肢。

（二）假肢使用的康复护理

1. 截肢术后护理　截肢术后康复护理的目的是积极促使残端组织充分愈合，尽早成熟定型，为穿戴假肢创造条件。

（1）观察残肢及全身情况：观察残端有无压痛、肿胀，并注意残端的愈合情况。注意观察残肢近端肢体活动范围、有无幻肢及幻肢痛，以及病人心肺功能等。

（2）防治残肢肿胀：由于手术创伤性炎症反应，渗血、渗液，易产生肿胀。可用多层吸水纱布、棉垫，外用弹力绷带进行加压包扎，每 4 小时换缠一次，夜间持续包扎；也可用石膏绷带固定包扎。

（3）保持正确的残肢体位：术后应将残肢固定在功能位，以防止残肢关节萎缩畸形。如膝下截肢病人，卧位和坐位都应保持膝关节处于伸直位，以防屈曲畸形。膝上截肢者则保持髋关节在伸直、内收位，不要外展，以防出现屈曲、外展、外旋畸形。

（4）早期指导病人运动康复：术后病人一旦疼痛缓解、病情稳定即可开始床上运动训练，包括腹部、背部肌肉运动和呼吸运动。上肢截肢病人应早期下床活动，下肢截肢病人尽早进行床上康复运动。同时，还应及早开始残肢的功能训练，以增强残肢的肌力，保持近端关节的活动范围。

2. 装配假肢后的康复护理　装配假肢后必须教会病人正确使用假肢，充分发挥假肢作用。一旦装上假肢，应立即开始进行功能训练。训练应从假肢的穿戴开始，逐步进行。此外，为使假肢使用时间更长，穿着更舒适，还应教会病人保护残端和对假肢进行维护。

（1）假肢的穿戴

1）壳式假肢的穿戴：先在残肢上涂滑石粉，再平整地穿好残肢袜，有内衬的假肢穿好内衬，最后将残肢穿进接受腔中。如有悬吊带和固定装置，应先束紧腰带，再调整好吊带的松紧，然后试走几步，最后将吊带调整到合适的位置。

2）骨骼式假肢或吸着式假肢的穿戴：将布带或丝带绕在残肢上，一端伸出阀门口外，一边拉残肢带，一边将残肢伸入接受腔，最后压上通气阀门。

3）假手的穿戴：假手放置桌上或悬吊墙上，先将吊带伸直，残端伸入接受腔，举高接受腔，使吊带从背后垂下，健手伸入腋窝套环处，将其装配起来。

（2）功能训练：装配假肢后应及时开始功能训练，必须学会正确的使用方法才能发挥假肢的最大功能。对于下肢假肢者主要是训练病人使用假肢时的正确步态，一般按照起、坐、双杠内步行练习及独立行走练习的程序进行。对于上肢假肢者主要训练病人对假肢的操控能力及假手的使用。

（3）残端的保护：保护好残端是保证病人能够长期穿戴假肢的关键之一。应注意保护残端皮肤、保护残端瘢痕、保持残端清洁、及时处理残端损伤和保证接受腔适配。

（4）假肢的维护：假肢的大部分零件由金属制造，日常做好假肢的维护，可以保证使用安全，延长假肢使用寿命．因此应教会病人及家属进行假肢日常保养。

1）接受腔的维护：病人每晚睡前应将接受腔内表面擦洗干净，聚乙烯材料衬套可以直接用温水清洗，皮革衬套则可以用肥皂水浸湿毛巾，拧干后擦拭。对于树脂制作的接受腔，应经常检查有无裂纹，以防损伤残肢皮肤。

2）其他部位的维护：避免硬物碰撞外装饰套。注意观察关节及结合部位是否松动、性能如何、有无异常响声，如发现异常及时修理。条件允许者每隔 3 个月由假肢技师检查维修一次。

（三）假肢使用注意事项

1. 截肢者应保持体重的稳定，以保证残肢与接受腔相适配。当由于某种原因不能穿戴假肢时，应每天用弹力绷带适当缠绕残肢，以保证残肢体积的稳定。

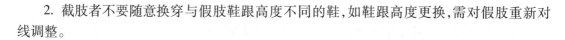

2. 截肢者不要随意换穿与假肢鞋跟高度不同的鞋,如鞋跟高度更换,需对假肢重新对线调整。

三、助行器

助行器是辅助人体支撑体重、保持平衡和行走的工具。对于各种瘫痪病人、下肢肌肉功能损伤和肌力衰弱的老年人,助行器是帮助他们自由站立和行走不可缺少的康复器具。

(一)助行器分类

助行器按工作原理和功能可分为无动力式助行器、动力式助行器和功能性电刺激助行器三类。

1. 无动力式助行器 无动力式助行器是最常见、使用范围最广的助行器。包括拐杖手杖、肘杖、前臂杖和腋杖和助行架(无轮助行架、轮式助行架、助行台)。

2. 动力式助行器 是一种可以穿戴于瘫痪下肢上、装有便携式小型动力源驱动的步行器具,目前正在开发。

3. 功能性电刺激助行器 是通过电刺激使下肢功能丧失或部分丧失的截瘫病人站立行走的助行器。适用于脑卒中等引起的偏瘫和由脊髓损伤等引起的截瘫或四肢瘫痪病人,其与现代电子技术结合。对脊髓破坏性外伤和早期未能及时治疗而造成完全性下肢截瘫的病人。均能起到助行作用,现已广泛应用。

(二)助行器使用的康复护理

1. 心理康复护理 对于需要使用助行器的病人。首先应消除对助行器的紧张、恐惧心理,使他们能正确认识助行器的作用,建立恢复独立行走的信心。

2. 选择适当的助行器 选择助行器时首先应考虑病人自身的情况和能力,如病人的平衡能力、下肢的负重能力、行走的步态、上肢的力量,以及病人的病情需要,同时还应充分考虑到助行器的使用环境和病人学习使用助行器的能力等多方面因素。

3. 教会病人正确调节助行器的长度 为了在使用助行器时能合理地用力,并能使助行器起到良好的支撑作用,助行器须有合理的长度,故应教会病人正确调节助行器的长度。

(1)手杖:合适的手杖长度是,病人持杖站立时,肘关节屈曲150°,这样行走时伸肘、下推手杖才能支撑体重。腕关节背伸,小趾前外侧15cm处至背伸手掌面的距离即为手杖的长度。

(2)肘杖:长度测量方法同手杖,但应注意前臂套松紧适中,太紧肘杖难以移动,太松会失去肘杖的依托力。前臂套应保持在肘与腕中点稍上方,太低支撑力不足,太高会妨碍肘的活动。

(3)腋杖:把手的测量与手杖相同,腋托与腋窝相距5cm。腋杖长度应为身高减41cm,太高会压迫臂丛神经,太低则失去稳定肩的作用并影响行走的姿势。

4. 步态训练 为确保安全,步态训练应首先在步行训练双杠内进行,然后再练习借助拐杖行走,最后才能独立行走。以截瘫和偏瘫为例,介绍步行训练方法,截瘫病人常需使用两只腋杖才能行走,偏瘫病人一般只用单个手杖。根据拐杖和脚移动的顺序不同,可分为不同步态形式。

5. 预防压疮 使用助行器的病人,腋下、肘部、腕部等处长期受压,易形成压疮,应注意预防。通常可以增加助行器着力部位护垫的厚度,以减轻局部受压程度;同时还应注意观察局部皮肤颜色的变化,出现异常及时分析原因,及时调整助行器。

（三）助行器使用注意事项

1. 使用手杖行走时,眼睛注视前方而不应看着地面。

2. 使用四脚手杖时,把手的开口应向后。手杖距离病人远近适中。

3. 使用肘杖较笨重,需要上肢有良好的力量才能支持体重,因此使用肘杖的病人应加强上肢训练,还应让病人熟练掌握肘杖的穿脱。

4. 使用腋杖时,如靠腋垫负重会损伤臂丛神经,因此承重点应是扶在把上的腕和手,腋垫应抵在侧胸壁,并使腋杖与躯干侧面呈15°角。

5. 使用步行式助行架时,迈步不应距离步行架太近,否则容易向后跌倒。因此可在助行架两条后腿、与膝一般高的位置系上一根颜色鲜艳的绳子,以提醒病人注意。同样,行走时助行架也不能离身体太远。

6. 轮式助行架使用简单,但护理人员必须在确保病人学会使用轮闸时才能令其使用,否则,下坡时容易失控发生危险。

四、轮椅

轮椅是下肢截肢或神经损伤而致下肢功能减弱或丧失者乘坐的代步工具。轮椅不仅是身体伤残者的重要交通工具,也是残疾人身体锻炼、参加工作和社会活动的辅助器具。

（一）轮椅的分类

按轮椅的结构和用途可分为普通型、运动型、电动型、特型轮椅等多种类型。

1. 普通型轮椅 是由使用者自己驱动的轮椅,是截肢、偏瘫、骨折等下肢功能障碍者的常用代步工具。

2. 运动型轮椅 设计、结构和功能方面适于残疾人参加体育运动的专用轮椅。

3. 电动型轮椅 以蓄电池为能源,电子装置控制驱动,适用于四肢瘫、偏瘫等肢体功能严重障碍者。

4. 特型轮椅 在普通轮椅基础上派生出各式各样的特型轮椅,如单侧驱动型轮椅,利用健手单侧驱动手圈或推杆,适用于偏瘫及单侧上肢功能障碍者;站立轮椅,辅助长期乘坐轮椅者进行从坐位到站位的体位转移;截肢用轮椅,后轮轴比一般轮椅向后,轴距长,以防止双下肢截肢者向后倾倒,稳定性好。

（二）轮椅选择与使用的方法

1. 轮椅的选择 轮椅的选择应因人而异,不仅要考虑病人的残疾和功能障碍程度、年龄、体型,还应考虑病人的生活方式、习惯、居住和工作环境、经济条件等状况,选择合适的轮椅尺寸、样式及各种部件的结构和材料。

2. 轮椅的尺寸 轮椅各部位尺寸大小是否合适,关系到使用者身体局部承受的压力是否增加,坐上和离开轮椅是否安全。轮椅的选择在尺寸方面要注意以下几点:①座高应使病人久坐而仍能保持正确的姿势;②座宽应为臀部最宽部位的尺寸加5cm;③座长应当使病人坐好之后,小腿上段后方与垫子前缘之间有5cm的距离;④臂架高度应在病人两手下垂且放松,屈肘90°的状态下,测量出座位至肘下缘的距离再加上2~3cm;⑤靠背高度一般为座位到腋窝的距离减去10cm,高位截瘫者则应选用高靠背轮椅;⑥确定脚踏板高度的方法是,先降低脚踏板,使病人的足跟恰好离开它,然后再上抬1.3~1.5cm,固定。

3. 自行使用轮椅的训练

（1）打开与收起:打开轮椅时,病人双手掌分别放在座位两边的横杆上(扶手下方)。

同时向下用力即可打开。收起时先将脚踏板翻起,然后,双手握住坐垫中央两端,同时向上提拉。

（2）坐姿训练:病人坐于轮椅正中,抬头,背向后靠,髋关节保持在90°左右。

（3）肌力训练:强化躯干肌力和控制力,尤其加强上肢肌力和耐力的训练,以增强上肢支撑力和推动力。训练时可用哑铃、杠铃等。

（4）减压训练:久坐轮椅易引起压疮,每隔15~20分钟应进行臀部减压。用双手支撑轮椅扶手或轮子使臀部悬空15秒左右。如上肢肌力弱不能完成,则使躯干向一侧倾斜,另一侧臀部离开垫子,片刻后再换另一侧。

（5）技能训练:应反复练习前进、后退、变换方向、绕过障碍物和坐在轮椅上开关门。

（6）上下斜坡:要使病人能够独立上下斜坡,必须教会他们两手同时用力推或用力拉,并且能灵活使用车闸。

（7）上下马路沿:肌力达到一定水平的病人可以驱动轮椅独立上下马路沿,护理人员在教会病人技巧的基础上,还应让病人充分进行练习。

4. 辅助者使用轮椅的方法

（1）推轮椅时应眼看前方,注意前方路面,稳步前行,不可跑步。躯干不稳的病人应系好安全带。

（2）下马路沿时,应让轮椅后轮先下;上马路沿或越过门槛时都应让轮椅前轮先上,以免轮椅前倾,致使病人跌倒。

（3）上下楼梯时,护患两人需紧密合作,注意一次只能上下一级,每上下一级都应让轮椅在后轮平衡好后再上下另一级。

（三）轮椅使用注意事项

1. 使用轮椅前,护理人员要先检查轮椅安全装置是否完好,各螺丝是否拧紧。

2. 轮椅推到病人床边拉刹车,帮助病人安全地转移至轮椅上;躯干不稳的病人应系安全带,行进时速度应缓慢,下坡时应倒退行驶。

3. 长期使用轮椅的病人应佩戴手套,以防伤手。

4. 高位截瘫病人使用轮椅,必须有专人保护,以防意外。

五、自助具

自助具是指为弥补丧失的功能,利用残存功能,便于病人省时、省力地独立完成一些日常生活或娱乐、工作活动的器具。

（一）自助具分类

按自助具的用途可分为取物自助具、饮食自助具、修饰和梳洗自助具、穿着自助具、家务自助具等类型。

（二）常见自助具的特点

1. 饮食自助器　指使用改良的日常餐具,对进餐动作提供方便或防止倾倒、滑漏。常用的有自助叉、匙,自助筷子,自助杯,自助碗,自助盘等。

（1）自助叉、匙:叉把上安装尼龙搭扣,病人抓握匙柄进食;加粗或加长叉、匙手柄,以利于手抓握力弱者使用。

（2）自助筷:筷子加装弹簧,松手后两筷因弹簧的弹力而自动分离,适用于手指伸肌无效或力弱不能自行张开筷子的病人。

（3）自助杯、碗、盘：适当改造杯、碗、盘等餐具，或有"C"或"L"形把手，适用于握力不足的病人；或一侧加高以防倾出；或底部防滑处理以防滑倒；或碟子配上碟挡，以防食物被推出碟外。

（4）带吸管夹和吸管的杯子：若病人的手不能端杯子，可用长或长而弯的吸管插入杯中吸饮料。

（5）直接操作的刀类：倒"T"形锯刀可利用垂直的压力及锯状优势克服切割困难；"I"字形摇切刀可利用握力和刀向两边摇动进行切割；刀叉合用的刀，前方当叉使用，可以减少刀、叉替换使用的麻烦。

2. 穿着自助具

（1）穿衣棒：用木棒制成，一端装上倒钩，另一端装上腔塞。使外衣、T恤衫易于脱离肩部，适用于上肢关节活动受限病人。

（2）系扣钩：将一根细钢丝弯成"凸"字形封闭环。另一根3～4cm粗的木棒或塑料棒，钻5～6cm深的小孔，将弹性的"凸"字形环插入，固定牢固。

（3）拉锁环：拉锁拉舌孔穿入一环，以便将手伸入和拉动拉锁。

（4）穿裤自助器：将裤腰挂在一圆环外的几个钩子上，圆环的开口向后，以便退出。将双下肢放入裤腿后，提上裤子。

（5）穿袜自助具：将袜子翻卷好，从下向上套入自助器，然后将脚从上向下伸入，向上拉穿袜器，袜子即套在脚和腿上，最后退出穿袜器。

（6）穿鞋自助具：用一个普通的鞋钩子与一根直径20mm，长85cm的木棍连接。使用时，病人坐着不需弯腰便可穿上鞋子。

（7）脱鞋自助器：用木板制成斜面，正中钉上半圆柱体。病人使用时，坐在轮椅或椅子上不需弯腰，只要把木板的一端顶在鞋跟处，用另一只脚顶住木板的另一端，鞋就可以顺利脱下。

3. 梳洗修饰自助具　常用的有自助剃须刀、自助牙刷、自助指甲剪、自助梳子、自助洗澡具等。

（1）剃须刀：将3个连在一起的金属指套套在中指、示指和无名指上，将剃须刀固定在中指掌侧面，以便握力丧失者使用。

（2）指甲剪：指甲剪下部粘上两个吸盘，固定在台上，使用时可用单手或下颌操作。

（3）牙刷：普通牙刷绑上木条作手柄，使用时将其手柄插入多用生活袖套和U形塑料夹，适用于握力丧失者；或在头部用螺丝钉连接两个普通牙刷，分别分向两边，两把牙刷可通过板条顶端的连接处随意变换各种不同角度。

（4）梳子与镜子：病人活动范围受限，手达不到头时使用。延长把的梳子、镜子或把上配有C形夹，以及把柄用蛇形管制成的梳子、镜子，便于握持，角度按需要而改变。

（5）洗澡具：毛巾两端加双环，洗澡刷加长把，抓肥皂用手套，地面铺垫防滑地胶，这类自助具适合手握功能较差的病人。擦洗后背较困难时，常用倒"U"形长柄洗澡刷。

第五节　言语障碍的康复

言语是人类社会交际的重要工具，是人类特有的生理和心理的功能。言语障碍是指组成言语的听、说、读、写四个主要方面的功能单独或两个以上共同受损。常见的言语障碍包括失语症、构音障碍和言语失用症。言语障碍给病人的日常生活、工作带来了严重影响,所以言语障碍的康复是康复医学的重要内容,护士应积极主动配合康复医师和其他康复治疗人员.将言语康复训练的内容贯穿在日常护理行为中,促进交流和康复进程。

一、言语障碍的康复原则

1. 针对性 治疗前要进行详细的言语功能评定,明确病人言语障碍的病因、类型及程度,并发现问题,以便有针对性地选用治疗技术。治疗过程中要定期评定,了解言语康复效果,根据评定结果随时调整康复治疗方案。

2. 早期开始,注重环境 言语康复介入时间越早,效果越好,在病人意识清醒、病情稳定时就可开始。言语康复适宜在有隔音设施的房间进行,训练时限制人员的进出,减少干扰,使病人注意力集中,同时训练环境尽量放松,促进病人积极主动交流。

3. 治疗个体化,形式多样化 言语康复内容要适合病人的文化水平和兴趣,并根据病人的实际情况,采用多样化的训练方法,如实物教学、电化教学,内容上选用讲故事、绕口令、提问、抢答等形式。

4. 综合训练,重视口语 当听、说、读、写等口语和书面语有多个方面同时受累。侧重点和目标应首先放在恢复口语的康复训练上。口语的发展先于书面语言,并对书面语言有支持作用。在口语训练的同时,配合同一内容的朗读和练习。

5. 循序渐进,反复强化 言语康复要由简到难,由浅入深,由少到多,根据病人的接受能力,不断增加或更新内容,并用多种途径的语言刺激,反复强化训练。

6. 加强心理护理,及时反馈信息 关注病人的点滴进步,及时给予鼓励,增加康复的信心。避免直接纠正错误反应,而应提供正确答案和继续下一个刺激,对病人的刺激也应是连续的和及时的。对合并较严重的情绪、行为障碍的病人,应同时进行心理治疗。

7. 病人持之以恒,家属积极参与 言语康复训练是个漫长的过程,要督促病人坚持每日的练习,家属的态度和参与也会给病人很大的心理支持,并促进康复的进程。

二、言语治疗的常用方法

言语治疗是指对言语交往障碍的病人进行检查、功能评定和言语训练,以最大限度地改善或恢复其交往能力。由于言语障碍的种类很多,在此只介绍临床上常见的失语症和运动性构音障碍的康复训练。

(一)失语症的康复训练

1. 失语症语言训练的时机和时间 语言训练开始时间应选择病人意识清醒,病情稳定,能够耐受集中训练30分钟左右的时候。开始训练的时间越早,训练效果越好。恢复最明显的时期为发病后3~6个月,而发病2~3年的病人,只要坚持系统的和强化的言语训练,仍然会有不同程度甚至明显的改善。训练时间以上午为宜,每次约0.5~1小时,幼儿可以是20分钟,住院病人1日1次,门诊病人时间可以间隔长一些。

2. 失语症的康复训练方式 原则上是一对一训练,有时需要进行集体训练。

(1)一对一训练:由一名治疗师训练一名病人,进行有针对性的言语训练。

(2)自主训练:在个人训练的基础上,病人充分了解语言训练的方法后,自行按照治疗师设计的内容进行的训练。

(3)集体训练:治疗师将病情相似的病人分成小组,开展有针对性的多种训练活动。

（4）家庭训练：治疗师将言语治疗的计划和训练技术教会病人家属，在家属的帮助下进行训练，治疗师定期评价指导。

3. 失语症康复训练的具体操作

（1）听理解训练

1）词语听觉辨认：出示一定数量的实物、图片或词卡，让病人听到简单的命令后指出，指令由易到难，从物品名称到物品功能、属性特征。如在病人面前摆放三张图片，茶杯、勺子、叉子，先后说"请指出我说的东西"、"你用什么喝水"、"什么是玻璃的"，要求病人依次指出。

2）执行指令：让病人执行治疗师发出的指令，如"闭上眼睛"、"指天花板，然后指地板"，逐渐增加听理解的信息成分。

3）回答是非问题：如问："这是勺子吗？"、"一年有 12 个月，对吗？"，也可以让病人听一小段短文，根据内容提出问题，要求病人回答"是"或"不是"。不能口头回答者，可用字卡或手势。

（2）阅读理解训练

1）视知觉障碍的训练：训练的重点放在视觉输入与大脑语言中枢的联系上，不涉及语义理解。用于视野缺损及认知障碍的视知觉和图形辨别训练。在病人面前摆出数张图片或字卡，让病人把图片和字卡分别放在一起，或把相同的图片或字卡放在一起，逐渐增加卡片数量。

2）词、句理解的训练：采用单词句子、图画匹配的方式，病人阅读单词、句子并找出相应的图画；还可要求病人阅读句子，找出语义和语法错误，这是一种很有价值的治疗方法，因为病人必须认真阅读，进行语法分析，才能发现错误。

3）短文理解的训练：病人阅读短文后，从多个与原文有关的备选答案中选择一个正确答案。

4）功能性阅读理解的训练：从理解数字到指出各种公共场所标志的意义，如出口、厕所、街道号码等，用言语和图画作为输入刺激。

（3）言语表达训练

1）单词表达训练：①复述练习：复述单词，对重症者可出示对应的图片或字卡；②视物（或图）呼名：出示物品或图片，让病人说出其名称，如不能回答，可辅以描述物品的类别、功能，还不能回答时，提示开头音；③词组完成：治疗者说"老师和……"，病人接着说"学生"；④选择回答：出示妇女头像图片，治疗者问"是妻子还是丈夫？"，回答"妻子"，期待反应为选择词中的第一个词，以抑制复述；⑤范畴内找词：在一定时间内，让病人尽可能多地说出某一范畴内的名称，如国家名称、花草名称等，或以某一字为刺激，如"火"，让病人找出与火有关的词，如"红色、暖和、火焰、热"等。

2）语句表达训练：①语法训练：第一步，出示彩色卡片，名词均标以红色，动词标黄色，形容词标绿色，出示时图片在词卡的上方，朗读全句，然后移开词卡，根据记忆复述语句，回忆正确的语法结构。第二步，只出示三张图片（表示主语、谓语、宾语），说出完整的语句。第三步，出示两张图片，如一张是一个男子站立的图片表示主语，另一张是一辆汽车的图片，表示宾语，谓语图片由一箭头表示，病人可说出任何一有关的动作使语句完整，如"他在开汽车"。②语义联系训练：治疗者说出一核心词，由病人说出关联词，然后将核心词与关联词联系起来，完成句子，如核心词为"老师"，关联词为"学校、教室、学生、教材、上课"等，可完成语句"老师上课"、"老师在教室"等。

3）实用化训练：与病人讨论一些身边的人、物品、新闻事件，让病人自由发表意见，锻炼言语表达能力。

（4）书写训练

1）抄写阶段：先将词进行分类书写。有助于病人理解语义，然后让病人进行词组和语句的完成。或者在多项答案中选出一项答案，使词组或句子完整。如一杯……（水），工人在……（劳动）。逐渐增加语句的长度和难度。

2）过渡阶段：让病人按照偏旁部首随意书写，或让病人根据给出的字组词；还可以对病人进行视觉记忆训练，将单词在病人面前呈现数秒，然后移开，让病人根据记忆写出单词。

3）自发书写阶段：书写训练一般从写姓名开始，然后是抄写和听写单词和句子；出示图片、物品写出单词；给出一些不完整的句子，填写适当的词，使句子完整；自发书写句子和短文。

（二）运动性构音障碍的训练

运动性构音障碍是由于神经病变，与言语有关肌肉的麻痹、收缩力减弱或运动不协调所致的言语障碍。常见的病因为脑卒中、脑肿瘤、脑瘫、肌萎缩侧索硬化、重症肌无力、小脑损伤、帕金森病、多发性硬化等。此种障碍可以单独发生，也可与其他言语障碍同时存在，如与失语症同时发生。因此构音障碍的治疗应与失语症康复训练同时进行。常用的训练方法如下。

1. 放松训练　目的是通过肢体肌群的放松，使咽喉部肌群也相应放松，并为呼吸及发音打下基础。其方法如下：①下肢松弛：由远端开始做脚趾屈曲、膝关节伸直等动作；②胸腹背部松弛：收腹深吸气；③上肢放松：手握拳，双臂向前伸直举至肩水平；④肩颈头部松弛：耸肩，颈屈伸旋转，皱眉闭目，用力咬牙闭唇，下颌上下左右移动旋转，舌用力抵硬腭。每个动作保持 3 秒，然后放松重复 10 次。

2. 呼吸训练　目的是改善呼吸气流量和呼吸气流的控制。由于低或高的肌张力，构音障碍的病人常不能做充分的呼吸运动，对呼气的控制不仅是正确发音的基础，也是语调、重音、音节、节奏形成的先决条件。其方法包括鼻吸气和嘴呼气。呼气时尽可能长地发摩擦音"S"、"F"并变换其强度、长短。尽可能长时间地交替发元音、摩擦音。

3. 发音训练　目的是改善声带和软腭等的运动。其方法是深吸一口气，呼气时咳嗽，然后将这一发音动作改为发元音"O"，大声叹气以启动发音；一口气尽可能长地发元音，由发单元音逐步过渡到一口气持续发 2～3 个元音；数数字，不断变换音量大小，训练音量控制；按 3～8 个音阶唱 ma-ma-ma，练习音调控制；深吸气，鼓腮维持数秒，然后呼出，发双唇音及摩擦音练习控制鼻音。

4. 发音器官的运动功能训练　目的是改善发音器官的肌肉力量、对称性与协调性。如双唇紧闭，噘起，嘴角尽量向后展；伸舌、缩舌、向上向后卷舌、向两侧及上下运动；用力叹气，重复发元音、爆破音使软腭抬高。

5. 言语清晰度的康复训练　目的是改善语调和声音的表达能力。让病人用不同的方式说一短句。例如，分别以愤怒的、急躁的、惊讶的、高兴的方式说"你在干什么？"包括发单音及控制言语速度。

6. 言语节奏的训练　目的是改善言语的表达效果。主要包括：①重音练习：病人朗读时，在朗读材料上标明重音；②语调练习：反复练习高升调、曲折调、平直调语句；③停顿练习:把一句话分成若干小段,根据意群朗读,使语义鲜明。重读句子中的一个词,使语义改变,如"我今天去广州","我今天去广州","我今天去广州"。唱歌也可作为某些病人家庭训练的内容。

三、言语康复的影响因素

1. 病因和病变的性质 不同性质的病变造成的言语障碍,恢复的速度和程度不同。如外伤性失语症病人的预后比脑卒中和脑肿瘤所造成的失语症预后好。

2. 病变部位和严重程度 一般来说,病变范围越大,言语障碍越严重,预后就越差。

3. 年龄、智力、性格和利手 患病年龄越年轻、智商越高者效果越好;外向性格效果好;左利手和双利手的病人比右利手效果好。

4. 训练开始时间 训练开始时间越早预后越好。

5. 病人的身心状态 若病人一般健康状况较好,情绪稳定,自我参与意识强,心理适应良好,能积极主动地配合康复,则恢复效果好,反之,则效果差。

6. 社会环境因素 病人家属和亲友对治疗积极支持,关心、鼓励病人,为其营造有利于康复的语言环境,会对尽快康复起到很好的推动作用。

第六节 心理障碍的康复

心理康复是运用系统的心理学理论与方法,研究残疾人的心理和社会问题,从生理-心理-社会医学模式出发,对残疾人的心理障碍进行诊断、评定、咨询与治疗,以提高残疾病人的心理健康水平。病人从突然致残到缓慢康复的过程中,心理活动复杂多变。在这期间,病人可能出现心理危机,产生焦虑、抑郁、自卑、依赖、退化、孤独、期待等心理,很多人变得异常敏感。心理康复就是遵循心理康复原则,采用心理学的方法,减轻或消除病人的不良心理状态,促进病人整体康复。

一、心理障碍的康复原则

1. 互信原则 在训练中,康复护理人员应对病人态度诚恳、热情友好、平等相待、尊重理解、关心支持,了解病人的心理特点,满足其心理需求。康复护理人员在交往中起主导作用,良好的护患关系可以取得病人的信任,使心理护理卓有成效。

2. 以病人为主体的原则 心理康复应以病人为主体,充分调动病人的主观能动性,促使其自我护理为原则。自我护理是人为了自己的生存、健康及舒适所进行的自我实践活动。康复护理人员应帮助、启发和指导病人调动自身潜能,以替代丧失的部分能力,积极参与自身康复活动,尽可能地部分或全部照顾自己。自我护理有助于满足病人自尊、自信的心理需求,为全面康复创造条件。

3. 整体性原则 要求护理人员处理好病人与自然环境、社会环境的关系,提高病人对社会与环境的心理适应能力;消除心理因素和生理因素的相互影响而形成的恶性循环,促使病人的身心功能协调平衡。并通过建立良好的护患关系,为做好心理护理提供保证。促使病人的身心功能协调平衡。心理护理同时要结合药物治疗、化学疗法、物理疗法等多种方法综合进行。

4. 针对性原则 病人的心理活动常由于年龄、性别、伤残程度、文化素质、个性特征等的不同而不同,每个人的心理反应有明显差异,康复护理人员要在全面详细了解病情的基础上根据病人的个性心理特征,有针对性地采取心理护理措施,力求获得实效。

5. 启发性原则 康复护理人员在对病人进行心理康复护理的过程中,应经常应用康复护理心理学的知识指导病人,消除其对疾病的错误认知,如否认心理、依赖心理等,启发病人运用积极的心理防卫机制,如补偿、升华等,使他们以良好的心态积极参与康复活动。

6. 平等性原则 在康复过程中,应特别注意尊重病人的人格,与正常人一样一视同仁,公平对待。康复护理措施实施前要征得病人的同意,尽可能满足其需要,保护病人的自尊心。同时,动员社会和家庭一起关心爱护残疾人,创造良好的心理和社会环境,为病人提供心理支持。

7. 保密性原则 心理康复护理过程中,康复护理人员不仅要保证所获取资料的真实性,也要尊重病人,不得泄露病人的隐私。

二、心理康复的目标

1. 解除病人的症状 心理康复的主要目的是解除求治者在心理或精神上的痛苦,或帮助解决其无法自己解决的心理冲突,矫正求助者的恐惧、焦虑等症状。

2. 提供心理支持 病人在急慢性应激状态下,因应付不了或忍受不了危机的环境,从而产生心理疾患或障碍。心理治疗可以帮助他们增加对环境的耐受性,降低易感性,提高心理承受力,增加应付环境和适应环境的能力,使之能自如地顺应和适应社会。

3. 重塑人格 重塑人格能从根本上改变求治者的病态心理和不良行为方式。医护人员通过劝告、建议、指导、解释等,帮助求治者理解自己、分析自己情绪冲突的原因,获得内省能力,以了解意识和潜意识的内容。在心理治疗过程中,应让病人处于主导和中心地位,医护人员以倾听为主,属被动地位,努力营造良好的气氛,使病人在讲述自己的心理问题的过程中完善自我理解,达到自己解决自己问题的目的。

三、心理康复的常用方法

现代心理康复治疗方法很多。一般分为支持性心理疗法、认知疗法、行为疗法、生物反馈疗法、集体心理疗法、家庭心理疗法、音乐疗法、暗示和催眠疗法等。下面简要介绍几种心理康复的常用方法。

(一)支持性心理疗法

通过医护人员对病人的指导、劝解、鼓励、安慰和疏导来支持和协助病人处理问题,适应所面对的现实环境,渡过心理危机,称为支持性心理治疗。当残疾发生后病人处于焦虑、易怒、恐惧、郁闷和悲观之中,护理人员给予保证对改善病人情绪和康复是十分有益的。护理人员应倾听病人陈述,协助分析病人发病及症状迁延的主客观因素,应把病人康复的结局实事求是地告诉病人,并告诉病人从哪些方面努力才能实现其愿望。要调动病人的主观能动性,鼓励病人通过自己的努力改善功能。有时病人会对治疗者产生依赖,这将影响病人的康复。

(二)认知疗法

心理障碍的产生是不良的认知。不良认知是指歪曲的、不合理的、消极的观念思想。由于病人错误的认知,从而导致了情绪障碍和非适应性行为。认知治疗就是治疗者通过认知和行为技术来纠正这些不合理的认知,从而改变相应的情感与行为。如一个人手术被截去双下肢,便产生强烈的无助、无用感,觉得自己是别人的负担,导致长期自卑、抑郁、焦虑,而认知治疗就是帮功病人重新评价自己,增强自信,从而改变不良认知。

常见的认知治疗有理性情绪治疗、自我指导训练、Beck 认知疗法、问题解决治疗等方法。其中以 Beck 认知疗法使用比较普遍。

(三)行为疗法

又称为行为矫正或学习疗法,是一种以经典条件反射理论、学习理论、操作性条件反射理论等理论为基础的一类心理治疗方法。人类的行为本质是条件反射,人们通过后天学习可以获得正常的、适应社会的良好行为,而通过后天学习获得的不适应社会的行为也可以被矫正,以此来增强康复对象重归生活的信心和期待。其具体治疗方法包括系统性脱敏疗法、暴露疗法、厌恶疗法、阳性强化疗法等。

1. 系统性脱敏疗法 借鉴免疫学中的脱敏原理,对于可以引起病人紧张焦虑的客体,采用循序渐进的方法,让病人处于全身松弛的状态下,分级暴露,最后使客体逐渐失去刺激作用。

2. 暴露疗法 可分为满灌疗法和逐级暴露法。满灌疗法是让病人一下子面对惧怕的情景,一直坚持到紧张感消失。逐级暴露法用于心理素质过于脆弱的病人,焦虑场景由轻到重逐级增加。

3. 厌恶疗法 操作条件反射理论认为,行为的后果直接影响行为的增多或减少,奖励性行为使频率增加,惩罚性行为使频率减少。在某一行为反应之后紧接着给予一个厌恶刺激(如电击、催吐法、体罚等),最终会抑制和消除行为。应该注意的是,给予的厌恶刺激必须足够使康复对象产生痛苦(不仅是生理上的,更是心理上的),且持续时间足够长。

4. 阳性强化疗法 阳性强化疗法是通过奖励而使某种行为出现的频率增加。如病人有预期的良好行为表现时给予奖励,如代币、喜爱的食品等,使病人行为得到巩固,不良行为消退。

(四)生物反馈疗法

生物反馈疗法就是应用现代仪器设备,将病人某些生理功能加以描记;同时转换为声、光等反馈信息,使病人客观地认识到各种心理因素与躯体变化的关系,客观地了解身心变化与环境因素的关系,提高自身对应激反应的认识,增强随意控制和调节生理变化的能力。治疗前,治疗者向康复对象讲解基本原理和方法,指导其用生理功能训练和心理意念去调整、控制。通过此疗法,可以使康复对象积极、主动地学习矫治自己的疾病,大大推动康复过程的进展。

(五)集体心理疗法

又称为团体心理治疗,是一种行之有效的心理治疗方法。治疗者同时对许多相同疾病的病人进行心理康复治疗。利用集体成员间的相互影响,给康复对象提供帮助别人、与人交流的机会,使他们敞开心扉、倾诉苦恼、互相鼓励,有助于克服孤独感和隔离感,增强康复的信心。不能忽视同类病的康复对象之间的相互影响力,康复较好者,其对其他成员的康复信心有着不可估量的积极作用,会使他们产生强大的信心和勇气。

(六)家庭心理疗法

是指将家庭作为一个整体进行心理治疗,是集体治疗的一个特殊类型。家庭内出现了残疾人会给家庭带来一系列问题,治疗者可经常与病人的家属及亲人进行接触与交谈。帮助家庭成员和病人面对并解决新问题。还可以通过家庭成员影响和协助康复对象,使其取得良好的康复疗效。

（七）音乐疗法

又称心理音乐治疗。悦耳的音乐可以让大脑产生愉快情绪,增加消化液分泌,并通过神经体液调节,促进某些神经递质的分泌和转化,可以调节、恢复内环境的稳态,还可以引起共鸣,令病人产生兴趣,宣泄不良情绪,释放能量。

（八）其他

其他疗法包括绘画疗法、书法疗法、暗示和催眠疗法等。

 考点链接

Bobath 技术

Bobath 技术是神经生理疗法(包含 Bobath 技术,Brunnstrom 技术,Rood 技术,PNF 技术)它主要采取抑制异常姿势,促进正常姿势的发育和恢复的方法治疗中枢神经损伤的病人,如偏瘫、脑瘫,因此该方法又被称为通过反射抑制和促进而实现治疗目的的神经发育治疗方法。

 本章小结

本章主要介绍了运动疗法、物理因子疗法、作业疗法、康复工程、言语障碍康复和心理障碍康复六大类康复护理治疗技术。使病、伤、残者所丧失或削弱的身心、社会功能,能尽快、尽最大可能地恢复、代偿或重建,促进病人功能最大限度的恢复,重返家庭和社会,建立有意义的、健康的生活方式。

我国现代康复治疗虽起步较晚,但发展较快。相信随着治疗技术的不断发展、完善,康复治疗在临床治疗中将愈来愈发挥重要作用。

（周彦汛）

 目标测试

A1 型题

1. 有关等长收缩的描述,正确的是
    A. 肌肉收缩时起止点的距离发生变化
    B. 肌张力无变化
    C. 关节不发生运动
    D. 运动速度有很大变化
    E. 不适合骨折后石膏固定患部的运动

2. 靶心率是指
    A. 最高运动强度时的心率
    B. 最适运动强度的心率
    C. 亚极量负荷时的心率
    D. 运动终止后 5min 时的心率
    E. 按年龄计算的最高心率

3. 运动处方的最核心部分为
    A. 运动方式
    B. 运动强度
    C. 运动持续时间
    D. 运动频度
    E. 运动程序

4. 失语症恢复的高峰期是什么时间
    A. 发病后 1~2 个月   B. 发病后 2~4 个月   C. 发病后 3~6 个月
    D. 发病后 6 个月到 1 年   E. 发病后 6 个月到 3 年

5. "音频电疗法"所采用的电流是
    A. 调制中频电流   B. 减幅中频电流   C. 脉冲中频电流
    D. 等幅中频正弦电流   E. 减幅中频正弦电流

第四章 病人的清洁护理

04章

学习目标

1. 具有高度责任心及熟练的操作能力。
2. 掌握常用的漱口溶液及作用。
3. 熟悉压疮的概念及产生压疮的原因,压疮的预防及护理。
4. 了解口腔护理、床上洗发及床上擦浴的目的。
5. 能进行口腔护理、床上洗发及床上擦浴的操作。

案例

李大妈,56岁,因脑外伤入院,昏迷。遵医嘱给予口腔护理。

请问:1. 为病人做口腔护理时,应注意什么?

2. 口腔护理适合哪些病人?

第一节 口 腔 护 理

口腔具有咀嚼、语言、辅助呼吸等功能。口腔内温度、湿度及食物残渣很适宜微生物的生长繁殖。正常情况下人的口腔中有大量的致病菌和非致病菌。由于机体抵抗力强,饮水、进食、漱口、刷牙等活动,可对细菌起到清除作用,因此极少发病。患病时,机体抵抗力下降,饮食减少,自我清洁能力减弱,残食易滞留在口腔中发酵,细菌大量繁殖,引起很多并发症,所以保持口腔清洁十分重要。

一、口腔护理

对于禁食、高热、昏迷、鼻饲、术后及口腔疾患等病人,应每日进行口腔护理2~3次。

（一）目的

1. 保持口腔清洁,预防口腔感染。
2. 防止口臭及牙垢,促进食欲,保持口腔正常功能。
3. 观察口腔黏膜和舌苔的变化,发现特殊的口腔气味,提供病情的动态信息。例如肝功能不全的病人出现肝臭,常见肝性脑病的先兆等。

（二）用物

1. 治疗盘　治疗碗(内盛含有漱口溶液的棉球12~16个,弯血管钳、镊子、压舌板)、治疗巾、杯子、吸水管、弯盘、手电筒,需要时备张口器。

2. **外用药** 酌情准备液状石蜡、冰硼散、西瓜霜、锡类散、金霉素甘油、制霉菌素甘油等。

3. **常用漱口溶液** 见表4-1。

表4-1 常用漱口溶液及作用

名称	作用
0.9%氯化钠溶液	清洁口腔,预防感染
朵贝尔溶液(复方硼酸溶液)	轻度抑菌,除臭
2%~3%硼酸溶液	酸性防腐剂,抑菌
1%~4%碳酸氢钠溶液	碱性防腐剂,用于真菌感染
0.1%醋酸	酸性防腐剂,用于铜绿假单胞菌感染
0.02%呋喃西林溶液	清洁口腔,广谱抗菌
1%~3%过氧化氢溶液	氧化剂,遇有机物放出生态氧,抗菌除臭

(三)实施

操作流程与方法见表4-2。

表4-2 口腔护理法

操作流程	操作方法
准备	• 病人:了解操作目的,合作 • 护士:着装整洁,洗手,戴口罩 • 用物:备齐,放置合理 • 环境:病室安静、整洁
评估解释	• 查对床号、姓名,评估病人,解释操作目的及配合方法,取得合作,根据病情选择漱口溶液
安置体位	• 帮助病人侧卧或头侧向一侧,面向护士,颌下围治疗巾,置弯盘于口角旁
观察口腔	• 观察口腔黏膜有无出血、溃疡等,对长期使用激素、抗生素者,应注意有无真菌感染,有义齿者应取下
润唇漱口	• 用半干棉球湿润嘴唇,协助病人用温开水漱口(昏迷者除外)
擦牙外面	• 嘱病人咬合上下齿,用压舌板轻轻撑开一侧颊部,用弯血管钳夹含有漱口溶液的棉球,由内向门齿纵向擦洗,同法擦洗另侧
擦牙内面	• 嘱病人张口,依次擦洗一侧牙齿上内侧面、上咬合面、下内侧面、下咬合面,再弧形擦洗一侧颊部,用同法擦洗另一侧
舌面硬腭	• 擦洗舌面及硬腭部,勿触及咽部,以免引起恶心
漱口涂药	• 擦洗完毕,协助病人用吸水管吸漱口水漱口,并用治疗巾拭去病人口角旁水渍,口腔黏膜有溃疡、感染等,酌情涂药;口唇干裂者涂液状石蜡油
整理	• 清点棉球,撤去治疗巾,整理床单位,告知病人操作完毕,问病人的感受,协助病人取舒适的卧位。用物清理

(四)注意事项

1. 擦洗时动作要轻,尤其对凝血功能差的病人,防止碰伤黏膜和牙龈。

2. 昏迷病人禁漱口。棉球蘸漱口溶液不可过湿,以防病人将溶液吸入呼吸道。擦洗时需用血管钳夹紧棉球,每次一个,防止棉球遗留在口腔内。如需用张口器,应从臼齿处放入(牙关紧闭者不可用暴力助其张口)。

3. 传染病人的用物按隔离消毒原则处理。

第二节 头 发 护 理

头面部是人体皮脂腺分布最多的部位,皮脂、汗液伴灰尘常附于头发、头皮中形成污垢。不洁的头发,除散发难闻气味外,还可导致脱发和其他皮肤疾患。而整洁美观的头发对人的自尊和身心健康能起到重要影响。因此,应帮助病人保持头发清洁、整齐、美观。

一、床上梳发

（一）目的
梳发可按摩头发,促进血液循环;除去污秽和脱落的头发、头屑,使病人头发清洁、舒适、美观。

（二）用物
治疗巾、梳子、30%乙醇、纸一张(包脱落头发用),必要时备发夹、橡皮圈。

（三）实施
1. 将用物携至床边,向病人解释。

2. 铺治疗巾于枕上,协助病人头转向一侧。

3. 将头发从中间分成两股,左手握紧一股头发,由发梢梳到发根;长发或遇到打结时,将头发分成小股,绕在示指上慢慢梳通;切不可强行梳拉,造成病人痛苦;如头发纠结成团,可用30%乙醇湿润后,再小心梳顺,一侧梳好,再梳另一侧。

4. 长发酌情编辫或扎成束,发型尽可能符合病人所好。

5. 撤下治疗巾,将落发缠紧包于纸中,整理床单位,清理用物。

（四）注意事项
避免强行梳拉造成病人疼痛,同时,注意观察病人反应,做好心理护理。

二、床上洗发

（一）目的
1. 同床上梳发。

2. 预防头虱、头发感染。

（二）方法
1. 马蹄形垫洗法

（1）用物:治疗车上备橡胶马蹄形垫或自制马蹄形;治疗盘内备小橡胶单,大、中毛巾各一条,眼罩或纱布,别针,棉球2个,弯盘,洗发液,梳子,护肤霜(病人自备);水壶内盛40～45℃热水;水桶。必要时备电吹风。

（2）实施:①核对解释:备齐用物携至床边,向病人解释,以取得合作。根据季节关窗或开窗,室温22～26℃为宜。按需要给予便盆,必要时用屏风遮挡。移开床旁桌椅。②安置体位:枕上垫小橡胶单和大毛巾,松开病人衣领向内反折,将中毛巾围于颈部,用别针固定,协助病人斜角仰卧,移枕于肩下,置橡胶马蹄形垫于病人后颈部,使病人后颈卧于突起处,头部在槽中,槽形下部接污水桶。③洗发:松开头发,先用少许热水于病人头部询问病人感觉,以确认水温;然后倒热水充分湿润头发,倒洗发液于手掌,涂遍头发;用指尖揉搓头发和头皮,使用梳子除去落发,置于弯盘中;再用热水冲洗,直至洗净为止。洗发毕,解下颈部毛巾包住头发,除去耳内棉球和眼罩,用病人毛巾擦干面部。④擦干、梳理头发:撤去橡胶马蹄形垫,帮助病人卧于床正中,将枕、小橡胶单及大毛巾一起自肩下移至病人头下,用包头毛巾揉搓头发,再用大毛巾擦干或电吹风吹干,梳理成病人习惯的发型。⑤整理:取下小橡胶单,协助病人取舒适卧位。整理床单位,清理用物。

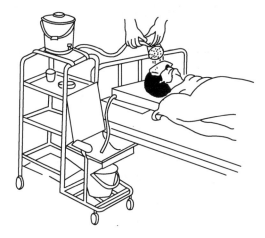

图4-1 洗头车洗头法

2. 口杯法 脸盆内放一块毛巾,倒扣一小搪瓷杯,杯上垫一块四折的毛巾,使病人头部枕于毛巾上,脸盆内置一橡胶管,利用虹吸原理,将污水引入下面的污水桶内。

3. 洗头车法 在临床护理工作中,护士应根据实际条件为病人洗头,如可用洗头车。洗头应以病人安全、舒适,不影响治疗,病人能耐受为原则(图4-1)。

（三）注意事项

1. 要随时观察病情变化,如面色、脉搏、呼吸,有异常时应停止操作。操作中注意和病人交流,了解其感受及需要,并及时处理。

2. 注意室温和水温,及时擦干头发,防止病人着凉。

3. 防止水流入眼及耳内,避免沾湿衣服和床铺。

4. 病情危重,极度衰弱病人不宜洗发。

第三节 皮肤清洁护理

皮肤有保护、吸收、分泌、排泄、调节体温和感觉等功能。完整的皮肤具有天然屏障作用,可抵御微生物侵入。皮肤的新陈代谢旺盛,其排泄的废物如皮脂、脱落的表皮碎屑、汗液与外界的细菌及尘埃结合成污垢,黏附于皮肤上,如不及时清除,不仅刺激皮肤使人感到不适,还可引起皮肤感染和压疮等并发症。

一、目的

1. 去除皮肤污垢,保持皮肤清洁,使病人身心舒适。

2. 促进血液循环,增强皮肤排泄功能,预防皮肤感染及压疮等。

3. 观察和了解病人一般情况,满足其身心需要。

二、方法

（一）淋浴或盆浴

适应一般情况良好者。

1. 用物　毛巾两条、浴巾、浴皂、清洁衣裤、拖鞋。

2. 实施

（1）操作前准备：①了解病人皮肤情况、心理反应、合作程度、自行清洁皮肤能力等情况，向病人解释并交代有关事项，如贵重物品应妥善存放、水温调节方法、信号铃使用方法等；②环境准备：调节浴室温度为 22～26℃，水温 40～45℃为宜。

（2）携带用物送病人入浴室。浴室不应闩门，可在门外挂牌示意。

（3）注意病人入浴时间。如时间过久应予询问，以防发生意外。若遇病人发生意外，应迅速救治。沐浴后，应再次观察病人情况，必要时做记录。

（4）需要帮助沐浴的病人，护士应入浴室，协助病人脱衣、沐浴和穿衣，沐浴后护送病人回病室。

3. 注意事项

（1）饭后需过 1 小时才能进行沐浴，以免影响消化。

（2）防止病人受凉、烫伤、晕厥或滑跌等意外情况发生。

（3）妊娠 7 个月以上孕妇禁盆浴，衰弱、创伤和患心脏病需要卧床休息的病人，不宜盆浴或淋浴。传染病病人，根据病种、病情按隔离原则进行。

（二）床上擦浴

适用于病情较重、长期卧床不能自理的病人。

1. 用物　治疗车上备脸盆两只，水桶 2 只（1 桶盛 50～52℃热水，可视病人生活习惯及季节增减水温，另 1 桶盛接污水用）；治疗盘内置毛巾两条、浴巾、浴皂、梳子、50% 乙醇、爽身粉、小剪刀、清洁衣裤及被服；另备便盆和屏风。

2. 实施　操作流程与方法见表 4-3。

表 4-3　床上擦浴法

操作流程	操作方法
准备	• 病人：了解操作目的，合作 • 护士：着装整洁，洗手，戴口罩 • 用物：备齐，放置合理 • 环境：关门窗，调节室温 22～26℃，用屏风遮挡。按需给予便盆，根据病情放平床头或床尾支架，松开床尾盖被
解释评估	• 查对床号、姓名，解释操作目的和配合方法，使病人感到安全、信赖，并能合作
调节水温	• 将脸盆放床旁桌上，倒 2/3 满热水，测试调节水温在 50～52℃
洗脸擦颈	• 将微湿毛巾包在手上，依次洗眼（由内眦向外眦擦拭）、额部、鼻翼、面颊部、耳后、下颌直至颈部。用较干的毛巾依次擦洗 1 遍。注意擦净耳后及颈部皮肤皱褶处
擦洗上肢	• 为病人脱去上衣，（先脱近侧后脱对侧，如有外伤，先脱健肢，后脱患肢），在擦洗部位下面铺上大毛巾，用微湿毛巾包在手上，从上臂往前臂擦洗，再擦洗腋下。同法擦洗另一侧。擦洗程序先用涂浴皂的毛巾擦洗，再用微湿毛巾擦去皂液，最后用大毛巾边按摩边擦干
泡手	• 将脸盆移置于病人手掌下的大毛巾处，让病人的一侧手掌及指间浸泡盆中，再以同法洗另一侧

续表

操作流程	操作方法
擦洗胸腹	• 将大毛巾铺于胸腹部下面,毛巾包于手上,依次擦洗前胸、腹部。如为女病人,彻底清洁乳房低部皮肤皱褶处,注意勿暴露病人。根据情况更换干净的水,注意脐部的清洁
擦洗背部	• 翻身侧卧,背向护士,依次擦洗后颈部、背部和臀部,必要时在肩胛部、骶尾部等用50%乙醇按摩,再扑上爽身粉按摩后换上清洁衣服(先穿患肢,后穿健肢)
擦洗会阴	• 换水,协助病人平卧,脱裤铺大毛巾于病人臀下,协助病人自行清洗(指导女病人由耻骨联合处往肛门方向清洗,避免将肛门处的污物细菌带入阴道及尿道。指导男性病人将阴茎包皮往后推,轻轻擦洗再清洁冠状沟等皮肤皱褶处)。病人不能配合者,可进行会阴冲洗
擦洗下肢	• 将大毛巾铺在一侧肢体下面,依次擦洗髋部、大腿、小腿,并用大毛巾边按摩边擦干,再以同法擦洗另侧下肢
泡足	• 脚下垫大毛巾,放足盆,一手扶住足盆,另一手协助病人将足部轻移盆内,清洁足部及趾间。取下足盆,两脚放于大毛巾上,立即擦干,协助病人穿上干净的裤子。必要时在足跟、内外踝用50%乙醇按摩
整理	• 整理床单位,需要时可给病人梳头剪指甲及更换床单,清理用物。告知病人操作完毕,询问病人的感受,谢谢病人合作,有特殊情况需作记录

3. 注意事项

(1) 操作中注意节时省力,动作敏捷,减少翻动次数,提高工作效率。

(2) 按顺序擦洗,注意擦净腋窝,腹股沟等皮肤皱褶处;操作时注意体贴病人,保护病人自尊,减少对病人的暴露,保持水温,防止病人着凉。

(3) 擦洗过程中,应密切观察病人的情况,如出现寒战、面色苍白、脉速等征象时,应立即停止擦洗,并给予适当处理。

第四节 压疮的护理

一、压疮的概念

压疮是局部组织长期受压、血液循环障碍、持续缺血、缺氧、营养不良而致软组织溃烂和坏死。

压疮本身不是原发疾病,它是其他原发病未经很好地护理而造成的。压疮通常是2~3种力的联合作用所致。这三个主要的力是压力、摩擦力和剪切力,一般以压力为主。

1. 压力 压力是垂直作用于皮肤的力。

2. 摩擦力 当病人长期坐、卧床时皮肤随时都受床单、椅垫表面的摩擦力。

3. 剪切力 是由摩擦力和压力相加而成。

二、压疮发生的原因

1. 受压过久 活动障碍的卧床病人,长时间不改变体位,局部组织受压过久,导致血液循环障碍而发生组织营养不良。

2. 理化刺激

（1）物理性：皮肤常受潮湿、摩擦等刺激（如大小便失禁、汗、床单褶皱不平、床上有渣屑等），使皮肤抵抗力降低。

（2）化学性：皮肤受代谢产物尿素、乳酸等刺激，抵抗力下降。

3. 矫形不当　使用石膏绷带、夹板时，衬垫不当，松紧不适，导致局部血液循环不良。

4. 营养缺乏　长期发热及恶病质等，使机体能量消耗增加，致全身营养缺乏，肌肉萎缩，受压处缺乏保护。

三、压疮易发病人

常见于昏迷、瘫痪、极度消瘦、年老体弱、营养不良、水肿等病人。

四、压疮易发部位

压疮好发于长期受压和缺乏脂肪组织保护、无肌肉包裹或肌层较薄的骨骼隆突处。以下是常用的 3 种卧位及坐位的受压点。

1. 仰卧位　枕骨、肩胛骨、肘部、骶尾部、足跟。

2. 侧卧位　耳廓、肩峰部、髋部、大转子、膝内外侧、内外踝。

3. 俯卧位　颧骨、下颌骨、肩峰部、髂前上棘、膝前部、足趾。

4. 坐位　坐骨结节。

五、压疮的预防

压疮的预防原则是消除发生原因，做到六勤：勤观察、勤翻身、勤擦洗、勤按摩、勤整理、勤更换。同时注意加强营养，严密观察病人。

（一）避免局部长期受压

1. 翻身　预防压疮最有效的方法就是翻身。翻身间隔的时间应根据病情及受压情况而定。一般每 2 小时翻身一次，必要时每 1 小时翻身一次，建立床头翻身记录卡（表4-4），严格交接班。协助病人翻身时，应将病人身体抬起后，再挪动位置，避免拖、拉、推的动作，防止擦伤皮肤。有条件可使用翻身床。

表 4-4　××医院翻身记录卡

姓名_____　床号_____

时间 ＼ 日期	卧位	皮肤情况及备注	执行者

2. 保护具的使用

（1）将病人体位安置妥当后，可在身体局部垫海绵垫、软枕，保护骨突处。

（2）全身可垫水褥、气垫褥等支撑体重。增加身体与床褥接触面积，使作用于病人身体的压力分布在一个比较大的面积上，骨骼隆突部所受的压强减轻。

3. 正确使用矫形器械　对使用石膏、夹板、牵引的病人，松紧应适宜，衬垫应平整，尤其应观察肢端皮肤的颜色、温度、运动及感觉；认真听取病人的反应，如发现石膏绷带凹凸不平时，及时报告医生。

（二）保护皮肤，避免刺激

1. 清洁皮肤　对分泌物多的病人，用温水清洗，避免用肥皂，以减少刺激。

2. 避免刺激　出汗时应立即擦干皮肤，更换干净的衣服；大小便失禁时，适当使用尿布，或遵医嘱留置导尿，以保持会阴部皮肤的清洁干燥；床铺应经常保持清洁干燥；不可让病人直接卧于橡胶单或塑料布上；小儿要勤换尿布，保护皮肤免受刺激。

3. 不用破损便盆，以防擦伤皮肤。

（三）增强局部血液循环

对于易发生压疮的病人，常要检查受压局部，用温水擦洗，50%乙醇按摩。

1. 手法按摩

（1）全背：协助病人俯卧，露出背部，先以热水进行擦洗，再以两手或一手蘸上少许50%乙醇做按摩。操作者斜站在病人右侧，从骶尾开始，沿脊柱两侧至肩部；以掌侧大小鱼际肌，由外向下再转至由内而上作环形按摩；按摩力量均匀，以促进背部血液循环。

（2）脊柱：由骶尾骨开始至第七颈椎处，用拇指指腹反复按压棘突两侧。

（3）局部：蘸少许50%乙醇，以手掌大、小鱼际肌紧贴皮肤，做压力均匀的向心性按摩，由轻至重，再由重至轻，每次3~5分钟。

2. 电动按摩　使用电动按摩器，以代替手法按摩，操作时将按摩器紧贴皮肤进行按摩。

（四）加强营养

营养缺乏是导致压疮的内因，又可影响压疮的愈合。在病情许可下给予高蛋白、高维生素、高热量饮食，增强机体的抵抗力和组织修复能力。此外，适当补充矿物质，如口服硫酸锌，可促进慢性溃疡的愈合。

六、压疮的分期及护理

对长期卧床病人或压疮易发者，应以预防为主，避免压疮发生。若已发生压疮，应在积极治疗原发病，并做好全身调理的基础上，加强局部创面的治疗和护理。根据压疮的发展进程，轻重程度可分为三期，见表4-5。

表4-5　压疮各期表现、治疗及护理

分期	临床表现	治疗原则及护理
Ⅰ 淤血红润期	红、肿、热、麻、触痛	1. 除去病因，加强预防 2. 做好"六勤"，加强营养 3. 局部涂2%碘酊，复方安息香酊
Ⅱ 炎性浸润期	局部呈紫红色，皮下硬结，水泡形成	1. 保护皮肤，避免感染 2. 加强营养，水泡处理：①小泡：涂厚层滑石粉包扎使其自行吸收；②大泡：无菌抽液，涂消毒液后无菌包扎

续表

分期	临床表现	治疗原则及护理
III 溃疡期	轻:浅层组织感染,溃疡形成流脓;重:组织发黑脓多,感染深达骨骼,严重引起败血症	1. 解除压迫,清洁创面 2. 盐水冲洗,湿敷换药 3. 3%过氧化氢,深部引流 4. 高压氧治疗,使坏死组织液化 5. 红外线灯照射,消炎 6. 外科换药,根据伤口情况酌情处理

 考点提示

口腔健康维护

1. 保持良好口腔卫生习惯　每日晨起、晚上睡前应刷牙,饭后应漱口。

2. 选择刷牙用具　牙刷:应选用外形较小、刷毛软硬适中、表面光滑的牙刷,每2~3个月更换一次。牙膏:①普通牙膏:可起到清洁牙齿、爽口舒适、清除口臭作用。②药物牙膏:不仅抑制细菌作用,还有预防龋齿和治疗牙本质过敏等作用,可根据具体情况选用。

3. 正确刷牙方法　刷牙时间:早晨起床后和晚上就寝前刷牙,睡前刷牙更为重要。进食后应漱口。刷牙方法:应沿牙齿的纵向刷,咬合面来回刷,一次刷3分钟左右,牙刷与牙呈45°。

 本章小结

本章介绍了清洁的方法:口腔护理,头发护理,皮肤护理。保持身体清洁是人的基本需要之一,也是维持和获得健康的必要保证。清洁不仅使人感到舒适、愉快,还可清除微生物及其他污垢,促进体内的废物排出,防止细菌繁殖,促进血液循环,预防并发症。同时可改变人的自我形象和精神面貌,从而获得自尊。

(刘道中)

 目标测试

A1 型题

1. 为昏迷病人进行口腔护理时开口器应从

　A. 门齿处放入　　　　B. 尖齿处放入　　　　C. 白齿处放入

　D. 双腭处放入　　　　E. 脸颊处放入

2. 仰卧位时,压疮最常发生的部位是

　A. 髋部　　B. 背部　　C. 腹部　　D. 头部　　E. 骶尾部

3. 病人口腔存在真菌感染时,可选用的漱口液是

　A. 0.02%呋喃西林溶液　　B. 1%~4%碳酸氢钠溶液　　C. 生理盐水

　D. 朵贝尔氏液　　　　　　E. 0.1%醋酸溶液

4. 为一左上肢骨折病人进行床上擦浴,错误的是
    A. 擦洗动作要轻慢
    B. 脱衣时先脱左上肢
    C. 擦洗完毕按摩骨突处
    D. 穿上衣时先穿左上肢
    E. 由内向外擦拭眼部

5. 为卧床病人进行床上洗头时适宜的水温是
    A. 20~24℃
    B. 28~32℃
    C. 40~45℃
    D. 45~50℃
    E. 50~60℃

第五章 医院感染的预防和控制

学习目标

1. 具有良好的职业素质和职业操守,树立全心全意为人民服务的意识。
2. 掌握物理消毒灭菌法、化学消毒灭菌法及无菌技术操作原则和注意事项。
3. 熟悉清洁、消毒、灭菌、隔离及无菌技术的基本概念。
4. 了解隔离技术相关知识。
5. 能进行无菌技术及隔离技术操作。
6. 会进行物理消毒灭菌法、化学消毒灭菌法。

案例

　　广东省汕头市潮阳区某卫生院的 38 名剖宫产产妇中,共有 18 名发生手术切口感染。经调查,该事件是由于手术器械灭菌不合格导致的。

　　请问:1. 该案例属于院内感染吗?

　　　　　2. 无菌操作的原则有哪些?

　　在医院环境中,由于种种原因,导致医院感染的发生率逐年增加。医院感染不仅增加病人的痛苦,还给个人、家庭、社会造成重大的经济负担和卫生资源浪费。因此,医院感染的预防和控制已成为一个重要课题,正日益受到各级卫生行政部门和医院的高度重视。WHO 提出有效控制医院感染的关键措施是:消毒、灭菌、无菌技术、隔离。

第一节 医 院 感 染

一、医院感染的形成

（一）概念

　　医院感染是指住院病人、医院工作人员在医院内获得的感染,包括病人住院期间发生的感染和在医院内获得而出院后发生的感染。不包括入院前已经感染或入院时已处于潜伏期的感染。

（二）医院感染分类

　　按获得病原体的来源不同可分为:

1. 外源性感染（交叉感染） 外源性感染是指来自病人体外的病原体，通过直接或间接途径传播给病人而引起的感染。

2. 内源性感染（自身感染） 内源性感染是指病人自身携带的病原体引起的感染。

（三）感染链

医院感染同普通感染一样，其形成需要感染链（感染源、传播途径、易感宿主）的存在，当感染链三个环节同时存在并相互联系时，便导致医院感染的发生。

二、医院感染的主要因素

引起医院内感染的主要因素有：

（1）医务人员对医院感染及其危害性认识不足。

（2）医院内感染管理制度不健全，监测手段缺乏。

（3）医院布局不妥和隔离设施不全及感染链的存在。

（4）无菌技术和消毒隔离制度执行不严格。

（5）侵入性诊治手段增多。

（6）使用可抑制免疫的治疗方法。

（7）抗生素广泛和不合理使用。

（8）易患病人增加等。

第二节　清洁、消毒、灭菌

清洁，是指清除物品上的一切污秽，如血迹、分泌物、油脂、污垢等。

消毒，是指用物理和化学方法清除或杀灭除芽孢以外的所有病原微生物，使之达到无害化程度的过程。

灭菌，是指用物理和化学的方法杀灭或清除所有微生物。包括致病和非致病微生物，以及细菌芽孢，使之达到无菌程度。

一、清洁技术

清洁是消毒、灭菌前必需的准备，常用的清洁方法有水洗、机洗。

二、物理消毒灭菌法

利用物理因素（如热力、辐射、微波、过滤等）清除或杀灭微生物。

（一）热力消毒灭菌法

热力消毒灭菌是利用热力破坏微生物的蛋白质、核酸、细胞壁和细胞膜，从而导致其死亡。可分为干热法和湿热法两类。干热法包括燃烧法、干烤法；湿热法包括煮沸消毒法、压力蒸气灭菌法。

1. 燃烧法 燃烧是一种简单、迅速、彻底的灭菌方法。包括以下两种：

（1）焚烧：直接在焚烧炉内焚烧。适用于某些特殊感染（如破伤风、气性坏疽、铜绿假单胞菌感染）的敷料及病理标本的灭菌处理。

（2）烧灼：直接用火焰烧。适用于不怕热的金属器械和搪瓷类物品的灭菌。器械可在火焰上烧灼20秒，或在容器内盛放少量95%乙醇，燃烧至火焰熄灭。

（3）注意事项：①远离易燃、易爆物品，如氧气、乙醇、汽油等；②在燃烧过程中不得添加乙醇等燃料；③锐利金属器械不可用此法灭菌，以免锋刃变钝。

2. 干烤法　一般在特制的烤箱内进行，适用于耐热、不耐湿的物品的灭菌，如油脂、粉剂、玻璃器皿等物品。灭菌参数为：温度160℃，持续时间2小时；或170℃，持续1小时；或180℃，持续30分钟。

3. 煮沸消毒法　煮沸消毒适用于耐湿、耐高温物品的消毒，如金属、搪瓷、玻璃和橡胶类物品等。

（1）方法：将物品刷洗干净，放在水中加热煮沸。水沸后开始计时，保持5～10分钟可杀灭细菌繁殖体，保持1～3小时可杀灭芽孢。若在水中加入1%～2%碳酸氢钠，沸点可达105℃，能增强灭菌效果，并可去污防锈。

（2）注意事项：①消毒物品必须全部浸没在水中，器械的轴节及容器的盖打开，空腔导管内灌水，形状、大小相同的容器不能重叠放置；②玻璃类物品要用纱布包裹，冷水或温水时加入；橡胶类物品应水沸时放入；③煮沸中途添加物品，消毒时间应从再次水沸后重新计时；④海拔每增高300m，消毒时间需延长2分钟。

4. 压力蒸气灭菌法　是最有效、最可靠的一种灭菌方法，可杀灭包括芽孢在内的一切微生物，广泛应用于临床。适用于耐湿、耐热的各类物品的灭菌。

（1）压力蒸气灭菌的分类：根据排放冷空气的方式和程度不同，分为下排气式和预真空压力蒸气灭菌两大类。

1）下排气式压力蒸气灭菌：包括手提式和卧式两种。手提式压力蒸气灭菌器具有携带、使用方便、效果可靠等优点，多用于基层医疗单位。卧式压力蒸气灭菌器（图5-1）需由持有上岗资格证者操作，目前已逐步被预真空等新型压力蒸气灭菌器取代。

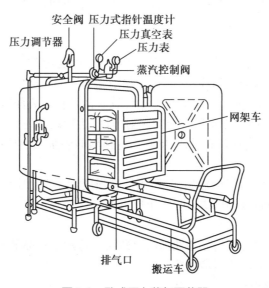

图5-1　卧式压力蒸气灭菌器

2）预真空压力蒸气灭菌：先将灭菌器内的冷空气抽出使之形成负压，再输入热蒸气，使热蒸气迅速穿透到物品内部进行灭菌。下排气式和预真空压力蒸气灭菌器灭菌参数见表5-1。

表5-1 压力蒸气灭菌器灭菌参数

设备类别	物品类别	温度（℃）	所需最短时间（min）	压力（kPa）
下排气式	器械、敷料等	121	20	103
预真空式	器械、敷料等	132	4	205

（2）压力蒸气灭菌注意事项：①灭菌物品包装要合适：灭菌包裹不宜过大、过紧，下排气压力蒸气灭菌包不宜超过30cm×30cm×25cm，预真空压力蒸气灭菌包体积应不超过30cm×30cm×50cm。②灭菌物品合理布放：物品应分类包装，织物包放在上层，金属器械类物品放于下层。包与包之间应留有空隙，以利于蒸气的渗透及灭菌后的干燥。③灭菌物品处理：灭菌后物品须干燥后取出。④注意安全：操作人员须经专业培训、考试合格后持证上岗。⑤注意监测灭菌效果。

（3）压力蒸气灭菌监测：①物理监测法：将甩至50℃以下的150℃或200℃的留点温度计放入待灭菌的包内，灭菌后检查其读数是否达到灭菌温度。②化学监测法：用化学指示胶带贴封并在其中放入化学指示卡，利用化学指示胶带（卡）在灭菌后其颜色的改变，来判断是否达到灭菌条效果。③生物监测法：是监测灭菌效果最可靠的方法。利用耐热的非致病性嗜热脂肪杆菌芽孢作为指示菌株，待灭菌结束后取出培养，指示菌片上若无细菌生长，表示灭菌合格。

（二）紫外线消毒法

一般认为波长为250~270nm杀菌作用最强。

1. 使用方法

（1）物品表面的消毒：使用移动式紫外线灯或悬吊式紫外线灯照射，有效距离为1m，照射时间不少于30分钟。

（2）空气的消毒：在室内无人情况下，用悬吊式或移动式紫外线灯照射，有效距离为2m，照射时间不少于30分钟。

2. 注意事项

（1）消毒时房间内应保持清洁，室温20~40℃，相对湿度40%~60%。

（2）保持紫外线灯管外表洁净：一般每2周用无水乙醇棉球擦拭一次。

（3）照射时间应从灯亮后5~7分钟开始计算。消毒物体表面时不应遮挡，消毒过程中应定时翻动物品，使其各面均受到紫外线的照射，且应达到足够的照射时间。

（4）有效防护：紫外线对人的眼睛、皮肤均有强烈的刺激，故照射时人应离开房间，必要时戴防护镜和穿防护衣。

（5）定期监测紫外线灯管的输出强度：当灯管强度低于$70\mu W/cm^2$时应更换，或建立使用登记卡，灯管使用时间超过1000小时应予以更换。

（三）微波消毒法

微波是一种频率高、波长短、穿透性强的电磁波。适用于食品和餐具的处理、医疗文件、药品及耐热非金属材料器械的消毒灭菌。

（四）电离辐射灭菌法

又称冷灭菌，是应用核素^{60}Co发射的γ射线或电子加速器产生的高能电子束穿透物品，杀死其中的微生物。具有灭菌彻底，无污染与残留，可在常温下、产品包装后灭菌等特点，适用于不耐热的物品灭菌。如橡胶、塑料、高分子聚合物（如一次性注射器、输液器、输血器等）、精密医疗器械、生物医学制品及节育用具等。

（五）过滤除菌法

是以过滤的方法去除微生物,主要用于医院手术室、烧伤病房、器官移植病房、静脉药物配制中心的配药间等空气的净化处理。

三、化学消毒灭菌法

化学消毒灭菌法是使用化学药物渗透到菌体内,使菌体蛋白凝固变性;或干扰细菌酶的活性,抑制细菌代谢和生长;或破坏细菌细胞膜的结构,改变其通透性,破坏生理功能等来达到消毒灭菌的目的。

（一）化学消毒灭菌的方法

1. 浸泡法　将物品洗净擦干浸没于消毒剂中,器械轴节要打开,浸泡物品在使用前用无菌生理盐水冲净。用于耐湿不耐热的物品、器械的消毒。精密仪器如纤维内镜的消毒灭菌宜用2%戊二醛浸泡法。

2. 熏蒸法　用于室内空气及不耐湿、不耐高温的物品消毒。空气消毒常用食醋(每立方米5～10ml)、2%过氧乙酸(每立方米8ml)、纯乳酸(每立方米0.12ml);物品消毒常用甲醛或环氧乙烷气体,均有毒性,消毒灭菌需密闭进行。

3. 喷雾法　用喷雾器均匀喷洒消毒剂,使消毒剂呈微粒气雾弥散在空间,达到消毒作用。用于空气、地面、墙壁和物品表面的消毒。

4. 擦拭法　用消毒剂擦拭物品表面或皮肤、黏膜的消毒方法。如用含氯消毒剂擦拭桌椅、墙壁、地面,用碘伏消毒皮肤。

（二）常用的化学消毒剂

见表5-2。

表5-2　常用化学消毒剂使用方法

名称	效力	使用范围	注意点
戊二醛	灭菌	①用于内镜及不耐热器械的消毒与灭菌 ②浸泡法:常用浓度为2%戊二醛,消毒处理需20～45分钟,灭菌处理需10小时	①浸泡金属类物品时,加入0.5%亚硝酸钠防锈 ②使用过程中加强戊二醛浓度检测 ③注意自身防护
环氧乙烷	灭菌	①用于不耐高温、湿热(如电子仪器、光学仪器、医疗器械、化纤塑料制品等)的灭菌 ②根据物品多少选择不同型号的灭菌器	①易燃、易爆,有一定毒性,必须严格按要求使用 ②灭菌器安放在通风处,远离火源;贮存温度不超过40℃,防止爆炸 ③灭菌后的物品,清除环氧乙烷残留量后方可使用
过氧乙酸	灭菌	①用于耐腐蚀物品、环境等的消毒与灭菌 ②浸泡法:一般污染物品,0.05%溶液浸泡;细菌芽孢污染物品1%溶液浸泡5分钟,灭菌时需浸泡30分钟 ③擦拭法:浓度和作用时间参照浸泡法 ④喷洒法:0.2%～0.4%溶液用于环境喷洒,作用30～60分钟	①对金属有腐蚀法,对织物有漂白作用 ②需现用现配 ③浓溶液有刺激性及腐蚀性,配制时戴口罩及橡胶手套 ④储存于阴凉通风处,配制时,忌与碱或有机物相混合,以免其剧烈分解发生爆炸

61

续表

名称	效力	使用范围	注意点
甲醛	灭菌	用于不耐高温医疗器械的灭菌,采用低温甲醛蒸气灭菌法,灭菌参数:气体甲醛作用浓度 3~11mg/L,温度 50~80℃,相对湿度 80%~90%,时间 30~60 分钟	①消毒灭菌,必须在灭菌箱中进行 ②有致癌作用,不宜用于室内空气消毒
含氯消毒剂(常用的有液氯、含氯石灰等)	高、中效	①用于餐具、环境、水、疫源地等消毒 ②喷洒法、擦拭法、浸泡法:细菌繁殖体污染的物品,用含有效氯 500mg/L 的消毒液浸泡至少 10 分钟;经血传播病原体、结核分枝杆菌病和细菌芽孢污染物品,用含有效氯 2000~5000mg/L 消毒液浸泡 30 分钟以上 ③干粉消毒法:排泄物的消毒,用含有有效氯 10 000mg/L 干粉加入排泄物中,搅拌混匀,放置 2~6 小时;医院污水的消毒,用含有效氯 50mg/L 干粉加入污水中,搅拌,2 小时后排放	①消毒液应保存在密闭容器内,置于阴凉、干燥、通风处,以减少有效氯的丧失 ②配制的溶液性质不稳定,应现用现配 ③有腐蚀及漂白作用,不宜用于金属制品、有色衣服及油漆家具的消毒 ④定期更换消毒液
碘酊	高效	①用于皮肤消毒 ②擦拭法:2% 溶液用于手术、注射部位的皮肤消毒,擦后待干,再以 75% 乙醇溶液脱碘	①对皮肤有较强的刺激作用,不能用于黏膜消毒 ②对碘过敏者禁用 ③可挥发,密闭保存
碘伏	中效	①用于皮肤、黏膜的消毒 ②擦拭法:手术部位及注射部位的皮肤消毒,0.25%~0.5% 有效碘溶液擦拭 2 遍,作用 2 分钟;口腔黏膜创面消毒,用 0.05%~0.1% 有效碘溶液擦拭,作用 3~5 分钟	①碘伏稀释后稳定性差,宜现用现配 ②避光密闭保存 ③不宜用于二价金属类制品的消毒
乙醇	中效	①用于皮肤、环境表面及医疗器械的消毒 ②擦拭法:75% 溶液擦拭消毒皮肤或物品表面 ③浸泡法:细菌繁殖体污染的物品,75% 溶液浸泡消毒 30 分钟以上	①易挥发,需加盖保存,定期检测有效浓度,保持浓度不低于 70% ②有刺激性,不宜用于黏膜及创面的消毒
苯扎溴铵(新洁尔灭)	低效	①用于物品表面、黏膜的消毒 ②擦拭法:0.05% 溶液用于黏膜消毒,作用 3~5 分钟;0.1%~0.2% 溶液用于物品表面消毒,作用 30 分钟	①对肥皂、碘、高锰酸钾等阴离子表面活性剂有拮抗作用 ②对铝制品有破坏作用,故不可用铝制品容器盛装
氯己定(洗必泰)	低效	①用于外科洗手、皮肤及黏膜的消毒 ②擦拭法:手及皮肤消毒,用 0.5% 醋酸氯己定-乙醇溶液擦拭 2 遍,作用 2 分钟 ③冲洗法:用 0.05%~0.1% 醋酸氯己定水溶液冲洗阴道及伤口黏膜创面	同苯扎溴铵(新洁尔灭)

第三节 无 菌 技 术

无菌技术是指在医疗、护理操作中,防止一切微生物侵入人体和防止无菌物品、无菌区域被污染的操作技术。是预防医院感染的一项重要措施。

一、概念

(一)无菌物品
指经过物理或化学方法灭菌后未被污染的物品。

(二)无菌区域
指经过物理或化学方法灭菌处理未被污染的区域。

(三)非无菌区
指未经过灭菌处理或经灭菌处理后被污染的区域。

(四)交界区
指无菌区与有菌区的交界处。无菌物品与有菌物品均不可触及。

二、无菌技术操作原则

(一)操作前准备
1. 环境清洁　操作环境清洁、宽敞并定期消毒;物品布局合理;无菌操作前30分钟停止铺床及卫生清扫,通风;减少人员走动,防止尘埃飞扬。
2. 工作人员　无菌操作前要衣帽整洁,修剪指甲、洗手、戴口罩,必要时穿无菌衣,戴无菌手套。

(二)无菌物品保管
1. 无菌物品与非无菌物品应分别放置。
2. 无菌物品需存放在无菌容器或无菌包内。
3. 无菌包外有标签。注明物品名称、灭菌日期,按有效期先后顺序放置和使用。
4. 无菌包未被污染下保存期为7天,过期或受潮均应重新灭菌。

(三)操作中保持无菌
1. 操作者面向无菌区域,操作时身体与无菌区保持一定距离,手臂需保持在腰部或操作台面以上,不可触及无菌物品或跨越无菌区域。不可面对无菌区讲话,咳嗽,打喷嚏。
2. 取用无菌物品应使用无菌持物钳。
3. 无菌物品一经取出,即使未使用,也不可放回原无菌容器内。
4. 无菌物品疑有污染或已被污染,应更换并重新灭菌。
5. 一份无菌物品,仅供一位病人使用,以防交叉感染。

三、无菌技术基本操作

无菌技术基本操作包括:无菌持物钳使用法、无菌容器的使用法、取用无菌溶液法、无菌包使用法、铺无菌盘法、戴无菌手套法。

(一)无菌持物钳使用法
1. 目的　用于取放或传递无菌物品。

2. 用物 无菌持物钳(图5-2)(有三叉钳、卵圆钳和镊子)、大口有盖容器。

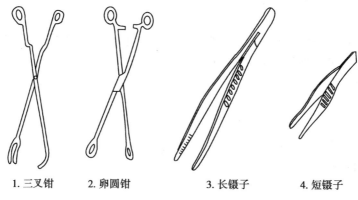

| 1. 三叉钳 | 2. 卵圆钳 | 3. 长镊子 | 4. 短镊子 |

图5-2 持物钳的种类

3. 实施 操作流程与方法见表5-3,图5-3。

表5-3 无菌持物钳使用法

操作流程	操作方法
准备	• 护士:修剪指甲,取下手表,着装整洁,洗手,戴口罩 • 用物:备齐,放置合理,检查有效日期 • 环境:清洁、宽敞,操作台平坦、干燥
开盖取钳	• 打开容器盖,手固定持物钳(镊)上1/3处,将钳移至容器中央,闭合钳端垂直取出
正常使用	• 使用时,保持钳端向下,不可倒转向上,以免消毒液倒流而污染钳端
及时放回	• 用后,闭合钳端垂直向下放回无菌容器中,并打开钳端,关闭容器盖

4. 注意事项

(1) 不可在盖闭合时从盖孔中取放无菌持物钳,取放时,不可触及容器口缘及液面以上的容器内壁,以免污染。

(2) 无菌持物钳只能用于夹取无菌物品,不能夹取油纱布,以免油粘于钳端而影响消毒效果,也不可用无菌持物钳换药或消毒皮肤,以防被污染。

(3) 如需取远处物品,应连同容器一起搬移,就地取出使用,防止持物钳在空气中暴露过久。

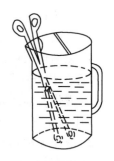

图5-3 持物钳浸泡在消毒液中

(4) 无菌持物钳及容器浸泡保存时应每周清洁灭菌一次,手术室、门诊注射室、换药室等使用较多的部门则应每天更换;干燥保存的无菌持物钳和容器应每4~8小时更换一次,以保持其无菌。

(二)无菌容器使用法

1. 目的 无菌容器用于盛放无菌物品,使其处于无菌状态。

2. 用物 无菌方盘或盒、无菌罐、贮槽等。使用时容器上应有醒目标签,注明容器内物品名称。

3. 实施 操作流程与方法见表5-4。

表5-4 无菌容器使用法

操作流程	操 作 方 法
准备	• 护士:修剪指甲,取下手表,着装整洁,洗手,戴口罩 • 用物:备齐,放置合理,检查有效日期 • 环境:清洁、宽敞,操作台平坦、干燥
开盖取物	• 盖内面向上置于稳妥处或拿在手中,手不可触及容器边缘和内面,避免盖内面触及桌面或非无菌区域
用毕盖严	• 取出无菌物品后立即将容器盖严,避免容器内无菌物品在空气中暴露过久
手持容器	• 移动容器时,手应托住容器底部,手指不可触及容器边缘及内面(图5-4)

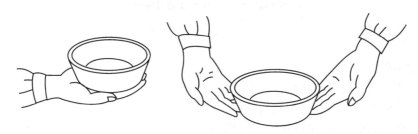

图5-4 手持无菌容器

4. 注意事项 无菌容器应每周消毒灭菌一次。

(三)取用无菌溶液法

1. 目的 保持无菌溶液的无菌状态。
2. 用物 无菌溶液、启瓶器、弯盘;盛装无菌溶液的容器;棉签、消毒溶液、签字笔。
3. 实施 操作流程与方法见表5-5,图5-5。

表5-5 取用无菌溶液法(密封瓶)

操作流程	操 作 方 法
准备	• 护士:修剪指甲,取下手表,着装整洁,洗手,戴口罩 • 用物:备齐,放置合理,检查有效日期 • 环境:清洁、宽敞,操作台平坦、干燥
"四查"	• 查瓶签上的药名、剂量、浓度、有效期;查瓶盖瓶口有无松动;查瓶体有无裂缝;查溶液有无变色、混浊、沉淀等
启开铝盖	• 擦净瓶外灰尘,开启密封瓶铝盖
取瓶塞	• 用拇指和示指或用双手拇指将橡胶塞边缘向上翻动,捏住边缘拉出,手不可触及瓶口及瓶塞的塞入部分,瓶塞可套在示指和中指上或反转置于桌面稳妥处
冲瓶口	• 瓶签朝向掌心,先倒出少量溶液旋转冲洗瓶口
倒溶液	• 在冲洗口原处倒出所需要的溶液于无菌容器内
盖瓶塞	• 塞上橡胶塞,消毒瓶塞边缘后翻下盖好
记录	• 记录开瓶日期及时间,签名,放回原处

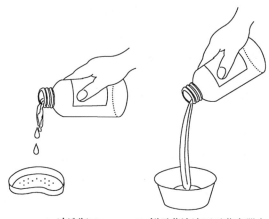

A. 冲洗瓶口　　　B. 倒无菌溶液至无菌容器中

图 5-5　取用无菌溶液法

4. 注意事项

（1）不能将无菌敷料堵住瓶口或伸入瓶内蘸取溶液。

（2）倒液体时，瓶签向上，勿将瓶签沾湿，瓶口不能接触无菌溶液。

（3）已倒出的溶液，虽未使用也不可倒回瓶内。

（4）已开启的无菌溶液需在 4 小时内使用，各种溶酶不得超过 24 小时，并注明启用时间。

（四）无菌包使用法

1. 目的　用无菌包布包裹无菌物品，使无菌物品保持无菌状态。

2. 用物　无菌包（内放治疗巾等）；无菌持物钳、治疗盘、签字笔、化学指示胶带或化学指示卡等。

3. 实施　操作流程与方法见表 5-6。

表 5-6　无菌包使用法

操作流程	操 作 方 法
准备	● 护士：修剪指甲，取下手表，着装整洁，洗手，戴口罩
	● 用物：备齐，放置合理，检查有效日期
	● 环境：清洁、宽敞，操作台平坦、干燥
包扎法	
包布要求	● 选用质厚、致密、未脱脂的棉布制成的双层包布，保证无菌包内物品灭菌后相对密封干燥
物品放置	● 将物品放在包布中央，化学指示卡放入包中央
十字包扎	● 将包布内侧角盖住物品，然后左右两角先后盖上（角尖端向外翻折），最后盖上外侧角后，用带十字形扎紧或用化学指示胶带粘贴封包（图 5-6）
挂标识	● 挂上标签，注明物品名称及灭菌日期，送灭菌处理
开包法	● 查看灭菌包名称、灭菌有效期、化学指示胶带颜色、有无潮湿
检查核对 开包取物	● 将无菌包置于清洁、干燥处，解开系带，卷放在包布下，手接触包布四角外面，按先外角，再左、右角，最后内角的顺序逐层打开，用无菌钳夹出所需物品，置于已备妥的无菌区域内

续表

操作流程	操作方法
原折包回	● 如包内物品未用完,按原折痕包好,横向缠好包带不打结
记时签名	● 注明开包日期及时间、签名
手上开包	● 需将小包内物品全部取出使用时,经检查核对无误后,可将包托在手上打开,另一手将包布四角抓住,稳妥地将包内物品放入无菌区域内(图5-7)

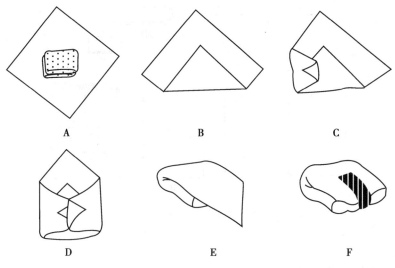

图5-6　无菌包的包扎法

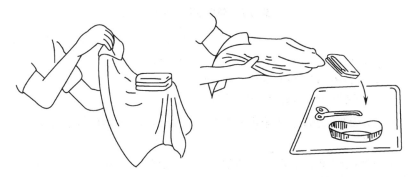

图5-7　手上开包取物放物法

4. 注意事项

（1）打开无菌包时系带妥善处理,不可到处拖扫或垂于桌面以下。

（2）手不可触及包布的内面,操作时手臂勿跨越无菌区域。

（3）无菌包过期、污染或浸湿,均需重新灭菌。

（4）横向包扎表示此包已开过,应尽快用完,超过24小时不可再用。

（五）铺无菌盘法

1. 目的　将无菌巾铺于清洁干燥的治疗盘内,形成一无菌区,放置无菌物品,可供治疗护理用。

2. 用物 清洁治疗盘、无菌治疗巾、表、签字表、铺盘记录卡等。

无菌治疗巾折叠法(图5-8):①纵折法:将治疗巾纵折两次后,横折两次,开口边向外;②横折法:将治疗巾横折后纵折,再重复一次。

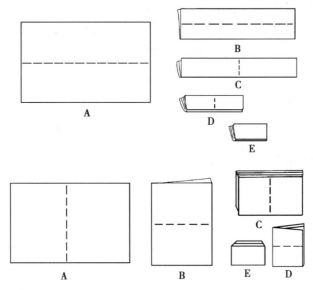

图5-8 治疗巾折法(上纵折,下横折)

3. 实施

(1) 单层底铺巾法:见表5-7,图5-9。

表5-7 单层底铺无菌巾

操作流程	操作方法
准备	• 护士:修剪指甲,取下手表,着装整洁,洗手,戴口罩 • 用物:备齐,放置合理,检查有效日期 • 环境:清洁、宽敞,操作台平坦、干燥
开包取巾	• 打开无菌包,用无菌钳取出一块治疗巾,放于清洁、干燥的治疗盘内,治疗巾内面为无菌区
持巾铺盘	• 双手拿无菌巾外逐层打开至双层,平铺于治疗盘上,捏住上层两角外面,向远端呈扇形三折,开口边向外
放物盖巾	• 放入无菌物品后,将上层平整盖上,下层边缘对齐后向上翻折两次,两侧边缘向下翻折一次
记录签名	• 填写铺盘记录卡并签名

(2) 双层底铺巾法:取出无菌巾,双手捏住无菌巾上层两角的外面,从远到近折成双层底,上层扇形折叠,开口边向外,放入无菌物品后,拉平上层覆盖于物品上,边缘对齐(图5-10)。

4. 注意事项

(1) 铺无菌盘区域必须清洁干燥,无菌巾避免潮湿。

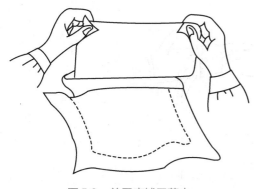

图 5-9　单层底铺无菌巾

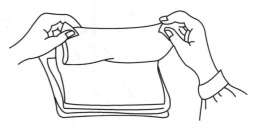

图 5-10　双层底铺无菌巾

（2）操作时非无菌物品及身体应与无菌盘保持适当距离,不可触及无菌面和跨越无菌区。

（3）已铺好的无菌盘应尽早使用,保存期不得超过 4 小时。

（六）戴无菌手套法

1. 目的　在执行某些医疗、护理操作时,为确保无菌效果,操作者需戴无菌手套。

2. 用物　无菌手套包。

3. 实施　操作流程与方法见表5-8。

表 5-8　戴无菌手套法

操作流程	操作方法
准备	• 护士:修剪指甲,取下手表,着装整洁,洗手,戴口罩 • 用物:备齐,放置合理,选择尺码合适的无菌手套 • 环境:清洁、宽敞,操作台平坦、干燥
戴手套	
核对	• 核对手套袋外号码和灭菌日期
开袋擦粉	• 打开手套袋平摊在清洁干燥的桌面上,取出滑石粉涂擦双手
取、戴手套	• 一次性提取法:两手同时掀手套袋开口处,分别捏住两只手套翻折部分(手套内面)向前朝上一起取出 分次提取法:一手掀开手套袋开口处,另一手捏住一只手套翻折部分(手套内面)取出手套,对准五指戴上,掀起另一只手套袋口,再用戴好手套的手指插入另一手套的翻折内面(手套外面),取出手套,同法戴好(图 5-11)
调整手套	• 双手对合交叉调整手套位置,将手套的翻边扣套在工作服衣袖外面,冲净手套外面的滑石粉
脱手套	
翻转脱下	• 用戴手套的手捏住另一手套的外口翻转脱下,再用已脱下手套的手指插入另一手套口内,将其翻转脱下,将手套的内面翻转在外面
整理洗手	• 将手套浸泡在消毒液或放入医用垃圾袋内,洗手

4. 注意事项

（1）未戴手套的手不可触及手套的外面,而戴手套的手不可触及未戴手套的手和另一手套的里面。

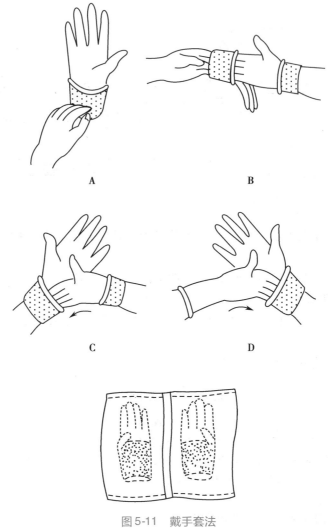

图 5-11 戴手套法

（2）戴手套后如发现有破洞,应立即更换。

（3）已戴手套的双手,保持在腰部水平以上视线范围内。

（4）脱手套时,应翻转脱下,不可强拉。如手套上有污迹,应先在消毒液中洗净,再脱下浸泡。

第四节 隔 离 技 术

隔离是将传染病病人或病原携带者和高度易感人群安置在指定的地点,暂时避免和周围人群接触。对前者采取传染源隔离,切断传染途径;对后者采取保护性隔离,保护高度易感人群免受感染。

（一）手的清洁与消毒

1. 目的　清除手上的污垢和致病菌,避免污染清洁和无菌物品,防止感染和交叉感染。

2. 用物　洗手设备:流动式洗手设备,采用感应式、脚踏式、肘式开关,干手机(无洗手池设备时,可备消毒液和清水各 1 盆);治疗盘内放:消毒手刷、10％ 肥皂液或洗手液、消毒纸巾或消毒干燥小毛巾、避污纸等。

3. 实施　操作流程与方法见表5-9,图5-12。

表5-9　手的清洁与消毒

操作流程	操作方法
洗手法(清洁)	
湿润双手	• 卷袖过肘,打开水龙头,用流水湿润双手
取肥皂液	• 取适量肥皂液或洗手液放于手心
揉搓双手	• 揉搓双手,顺序为:掌心→手背→指缝→指背→拇指→指尖→手腕,时间不少于10～15秒
流水冲洗	• 流动水冲洗,从前臂到指尖,必要时再重复上述步骤,至双手洗净为止
擦干双手	• 用干手机烘干或用纸巾擦干双手
刷手法(消毒)	
湿润双手	• 打开水龙头,湿润双手
刷手冲净	• 用刷子蘸肥皂液或洗手液,按前臂→腕部→手背→手指→指甲顺序刷洗(范围应>被污染的范围),每只手刷30秒,用流水冲净,同法重复一次(共刷2分钟)
擦干双手	• 用干手机烘干,或用小毛巾(纸巾)自上而下擦干双手,关闭水龙头
浸泡消毒法	
浸泡法(消毒)	• 将双手浸泡于消毒液内,用小毛巾或手刷按肥皂液刷手法顺序反复刷洗手2分钟,再用清水洗净

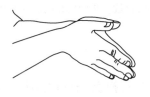
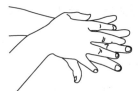
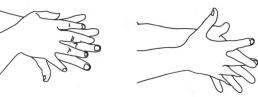

A. 掌心相对，手指 　　　　B. 掌心对手背沿指缝 　　　　C. 掌心相对,双手交
　并拢相互揉搓 　　　　　　相互揉搓,交换进行 　　　　叉指缝相互揉搓

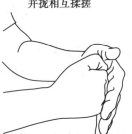
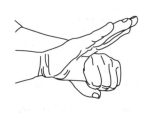
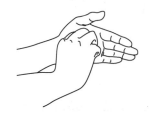

D. 弯曲手指使关节在另一 　　E. 一手握另一手大拇指 　　F. 五个手指尖并拢在另一
　掌心旋转揉搓,交换进行 　　旋转揉搓,交换进行 　　　掌心中旋转揉搓,交换进行

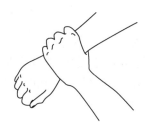

G. 握住手腕回旋摩擦,交换进行

图5-12　标准洗手七步法

4. 注意事项

（1）洗手时,身体勿靠近水池,以免隔离衣污染水池边缘或溅湿工作服。

（2）腕部要低于肘部,使污水从前臂流向指尖,勿使水流入衣袖内。

（3）肥皂液每日更换,手刷应每日消毒。

（二）帽子、口罩的使用

1. 目的　保护病人和工作人员,避免交叉感染。口罩可以防止飞沫污染无菌物品和清洁食品;帽子可以防止工作人员头发及头屑散落或头发被污染。

2. 用物　帽子口罩可用不同材料缝制:纱布口罩(6~8层纱布);纸制一次性口罩或帽子、污物袋。

3. 实施　操作流程与方法见表5-10,图5-13。

表5-10　戴帽子、口罩法

操作流程	操作方法
准备	● 护士:着装整洁、洗手 ● 环境:清洁、宽敞
戴帽子	● 选择合适的帽子,帽子应将头发全部遮住
戴口罩	● 戴口罩应盖住口鼻,下半部遮住下颌
口罩处理	● 洗手,取下口罩,将污染面向内折叠,放入胸前小口袋或存放在小塑料袋内。一次性口罩取下后弃于污物桶内

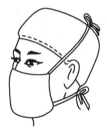

图5-13　戴帽子、口罩法

4. 注意事项

（1）帽子、口罩应保持清洁,勤换勤洗;一旦潮湿或污染时,立即更换。

（2）口罩用后及时取下,不得悬挂于胸腔,取下时,手勿接触口罩污染面。

（3）每次接触严密隔离病人后应立即更换口罩。

（4）一般纱布口罩使用4~8小时更换,一次性口罩使用不得超过4小时。

（三）避污纸的使用

避污纸是备用的清洁纸,做简单操作时可使用避污纸保持双手或物品不被污染,以省略消毒手续。取避污纸时,应从页面抓取,不可掀页撕取,应保持一面为清洁面。避污纸用后即丢入污物桶,集中焚烧处理。

（四）穿脱隔离衣

1. 目的　保护工作人员和病人,防止交叉感染。

2. 用物　隔离衣、挂衣架;刷手及泡手设备、操作用物。

3. 实施　操作流程与方法见表5-11,图5-14和图5-15。

表 5-11 穿、脱隔离衣法

操作流程	操作方法
准备	• 护士:修剪指甲,取下手表,着装整洁,洗手,戴圆帽和口罩,卷袖过肘(冬季卷过前臂中部)
	• 用物:备齐,放置合理
	• 环境:清洁、宽敞
穿隔离衣	
持领取衣	• 手持衣领,内面朝向自己,将衣领两端向外折齐,露出袖口内口(衣领和衣内面为清洁面)
穿两衣袖	• 一手持衣领,另手伸入袖内,举起手臂将衣袖抖起,换手持衣领,依上法穿好另一袖,注意衣袖勿触及面部、衣领
系领系袖	• 两手持衣领中央顺着边缘至领后系领,系袖口,系袖带(手被污染)
对齐折襟	• 解开腰带活结,将隔离衣一边约腰下 5cm 处渐向前拉,捏住衣外面边缘,同法捏住另一侧;双手在背后将衣边缘对齐,向一侧折叠,按住折襟处
前系腰带	• 将腰带在背后交叉,回到前面系一活结(图 5-14)
脱隔离衣	
松解腰带	• 松开腰带,在前面打一活结
解袖塞袖	• 解开袖口,在肘部将衣袖塞入工作服袖内
消毒双手	• 刷手法消毒双手并擦干
解领脱袖	• 解开领扣,一手伸入一侧衣袖内拉下衣袖过手,再用遮住的手握住另一衣袖的外面将袖拉下过手,双手在袖内解开腰带并对齐衣袖,双臂逐渐从袖筒中退出
持领挂衣	• 手持衣领,将隔离衣两边对齐,挂在衣钩上
换衣处理	• 如脱下的隔离衣需要更换时,应清洁面向外卷好,投入污物袋中

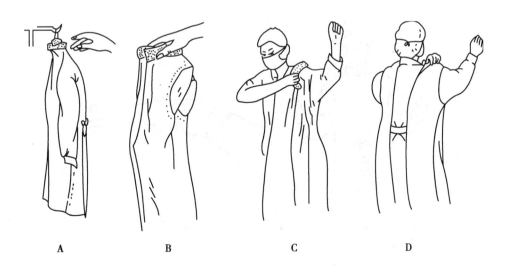

A   B   C   D

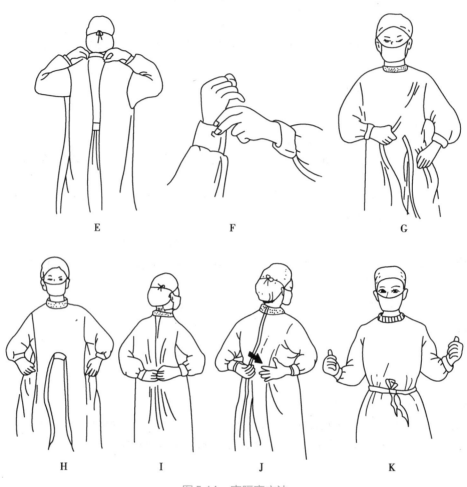

图 5-14 穿隔离衣法

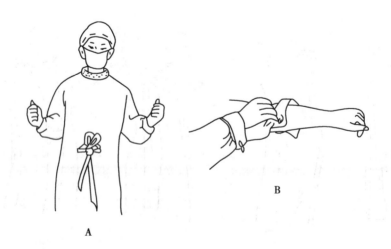

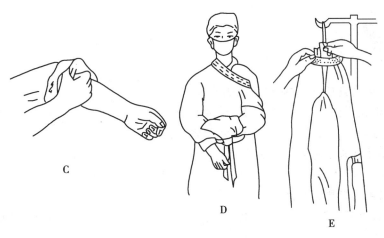

图 5-15 脱隔离衣法

4. 注意事项

（1）隔离衣长度合适，需全部盖过工作服，有破损则不能使用。

（2）保持衣领及隔离衣内面的清洁，穿脱时避免污染。

（3）隔离衣每天更换，如潮湿或污染时，应即时更换。

（4）隔离衣挂在半污染区清洁面向外；挂在污染区，则污染面向外。

 考点提示

隔离的种类

严密隔离：适用于烈性传染病，如鼠疫、霍乱、传染性非典型肺炎等。

呼吸道隔离：适用于通过呼吸道传染的疾病，如麻疹、肺结核等。

肠道隔离：适用于由病人的排泄物直接或间接污染了食物或水源而引起传播的疾病，如甲型肝炎、伤寒等。

接触隔离：适用于经体表或伤口直接或间接接触而感染的疾病，如破伤风、气性坏疽等。

血液、体液隔离：适用于直接或间接通过血液、体液等传播的疾病，如乙型肝炎、艾滋病等。

昆虫隔离：适用于蚊、虱、跳蚤等昆虫为媒介传播的疾病，如流行性乙型脑炎、疟疾、斑疹伤寒等。

保护性隔离：适用于抵抗力低下或易感染的病人，如大面积烧伤、早产婴儿等。

本章小结

医院感染的预防和控制已经成为医学发展中的一个重要课题，正日益受到各级卫生行政部门和医院的高度重视。WHO 提出有效控制医院感染的关键措施是：消毒、灭菌、无菌技术、隔离及消毒与灭菌的效果监测。本章介绍了以上内容。

（刘道中）

目标测试

A1 型题

1. 临床上应用最广泛,效果最可靠的灭菌方法是
   A. 煮沸消毒法　　　　　　B. 紫外线照射法　　　　　　C. 燃烧法
   D. 压力蒸气灭菌法　　　　E. 化学消毒法

2. 无菌物品在未被污染的情况下有效期为
   A. 4d　　　B. 7d　　　C. 10d　　　D. 14d　　　E. 5d

3. 穿脱隔离衣时要避免污染
   A. 腰带以下部分　　　　　B. 腰带　　　　　　　　　　C. 袖子的后面
   D. 领子　　　　　　　　　E. 背后

4. 传染病区内属半污染区的是
   A. 库房　　　　　　　　　B. 病区走廊　　　　　　　　C. 值班室
   D. 病室　　　　　　　　　E. 更衣室

5. 欲配制 0.1% 苯扎溴铵溶液 1500ml,需用 5% 的苯扎溴铵溶液
   A. 10ml　　　B. 15ml　　　C. 20ml　　　D. 25ml　　　E. 30ml

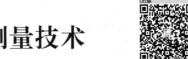

第六章 生命体征测量技术

 学习目标

1. 具有严谨的工作态度,能独立观察病人生命体征的变化。
2. 掌握体温、脉搏、呼吸、血压的评估。
3. 熟悉异常体温、异常脉搏、异常呼吸、异常血压的相关知识。
4. 会进行体温、脉搏、呼吸、血压的测量。

案例

病人男,42 岁,农民,高血压 10 余年,最高 220/120mmHg,无明显症状,未规律用药,否认其他病史,吸烟 20 年(20 支/日),父亲有高血压脑出血病史。入院查体:血压 180/112mmHg。心电图:左心室高电压,提示心肌肥厚,V4 ~ 6 ST 段水平下移 0.1 ~ 0.2mV,且 T 波倒置,但 2 年内无明显动态性改变。心脏超声:左心室舒张功能减退,左房(LA)38mm,室间隔(IVS)13mm,后壁(PW)11mm,符合高血压左心室肥厚改变。尿常规(-)。血脂血糖均在正常范围内。

请问:1. 病人高血压属于几期?
     2. 测量血压时有什么注意事项?

生命体征包括体温、脉搏、呼吸和血压,是衡量机体身心状况的重要指标。护士通过观察生命体征可了解机体重要脏器的功能活动情况。因此,掌握生命体征的测量和观察是临床护理中极其重要的一项内容。

第一节 体温的测量

体温包括体核温度和体表温度。

体核温度也称体温,指机体深部的温度,较体表温度高且相对稳定。体表温度也称皮肤温度,指机体表面的温度,易受环境温度和衣物的影响。

一、正常体温

(一)正常体温

临床常用的测量部位有三处,分别是口腔、直肠、腋窝。在这三种测量方法中,直肠温度最接近机体深部温度,但因测量不方便,在临床工作中,口腔温度和腋下温度测量更为常见。正常体温范围见表6-1。

表6-1 成人体温的正常值

测量部位	正常值
口温	36.3 ~ 37.2℃ (97.3 ~ 99.0°F)
肛温	36.5 ~ 37.7℃ (97.7 ~ 99.9°F)
腋温	36.0 ~ 37.0℃ (96.8 ~ 98.6°F)

(二)体温的生理变化

1. 昼夜差异　正常人体温在清晨2~6时最低,午后2~8时最高。
2. 年龄差异　婴幼儿体温略高于成人,老年人体温略低于成人。
3. 性别差异　女性体温比男性平均高0.3℃,并且在排卵后体温会上升。
4. 肌肉活动　剧烈的肌肉活动可使体温升高。故应在病人安静状态下测量体温。
5. 药物影响　麻醉药物可抑制体温调节中枢而导致散热增加,从而降低机体对寒冷环境的适应能力。因此对手术病人术中、术后应注意保暖。
6. 其他因素　情绪激动、紧张、进食、环境温度的变化等都会影响体温。

二、异常体温

(一)体温过高

1. 体温过高　也称发热,指机体在致热原的作用下体温调定点上移导致的调节性体温升高。临床常用的评判标准为腋温超过37℃、口温超过37.5℃或24小时内体温波动在1℃以上。以口腔温度为例,发热程度见表6-2。

表6-2 发热程度

发热程度	口腔温度
低热	37.3 ~ 38.0℃ (99.1 ~ 100.4°F)
中等热	38.1 ~ 39.0℃ (100.6 ~ 102.2°F)
高热	39.1 ~ 41.0℃ (102.4 ~ 105.8°F)
超高热	41.0℃以上 (105.8°F以上)

2. 发热过程　一般分为三期,分别为体温上升期、高热持续期和退热期,见表6-3。

表6-3 发热过程

发热分期	特点	临床表现
体温上升期	产热大于散热	体温在数小时内升至高峰(多见于肺炎、疟疾等疾病)或是体温逐渐上升(多见于伤寒等疾病)、皮肤苍白干燥、畏寒、寒战
高热持续期	产热和散热趋于平衡	皮肤潮红灼热、口唇干燥、呼吸深快、心率加快、头痛、头晕、食欲缺乏、全身不适、软弱无力
退热期	产热小于散热	体温恢复正常,皮肤潮湿、大量出汗

3. 热型 指各种体温曲线的形态。常见热型有稽留热、弛张热、间歇热和不规则热,见表6-4,图6-1。

表6-4 常见热型

常见热型	特点	常见疾病
稽留热	体温持续在 39~41℃,24 小时波动小于1℃,持续数天或数月	肺炎球菌性肺炎、伤寒
弛张热	体温在 39℃以上,24 小时波动大于1℃,最低体温仍高于正常水平	败血症、风湿热、化脓性疾病
间歇热	体温骤升到39℃以上,持续数小时以上,然后下降到正常水平或以下,高热和无热交替出现	疟疾
不规则热	体温变化无规律、持续时间不定	流行性感冒、癌性发热

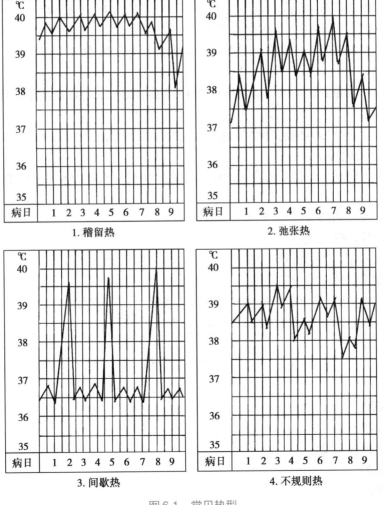

图6-1 常见热型

（二）体温过低

1. 体温过低　指体温低于正常值。分期见表6-5。

表6-5　体温过低分期

分期	体　温
轻度	32～35℃（89.6～95.0°F）
中度	30～32℃（86.0～89.6°F）
重度	小于30℃（86.0°F）瞳孔散大,对光反射消失
致死温度	23～25℃（73.4～77.0°F）

2. 临床表现　血压下降、心率降低、皮肤苍白冰冷、寒战、晚期可出现昏迷。

三、护理措施

（一）体温过高的护理

1. 降温　物理降温和药物降温。物理降温分局部冷疗和全身冷疗,局部冷疗可采用冰袋等降温,全身冷疗可采用乙醇擦浴或温水擦浴等方式降温。药物降温时要防止年老体弱和心血管疾病病人出现虚脱或休克现象。降温措施实施后30分钟重测体温。

2. 病情观察

（1）体温的测量:每日4次,高热病人每4小时测量一次,待体温恢复正常三天后,改为每日1～2次。

（2）观察发热类型、呼吸、脉搏和血压的变化、伴随症状、治疗效果、饮水量、饮食摄取量、尿量及体重变化等。

3. 促进病人舒适　提供病人合适的休息环境、口腔护理、及时更换汗湿的衣服和床单,防止受凉。

4. 心理护理　精神安慰、满足病人合理的要求。

（二）体温过低的护理

1. 体温的测量　持续监测体温的变化,每小时测量1次。

2. 病情观察　监测生命体征。

3. 保暖措施　给予毛毯、棉被、电热毯、热水袋等物,给予热饮。

4. 促进病人舒适　室温维持在22～24℃左右。

5. 病因治疗。

四、体温的测量

（一）目的

1. 判断体温有无异常。

2. 动态监测体温变化。

3. 协助诊断。

（二）用物

1. 治疗车　清洁罐(内备已消毒的体温计)、另备一罐(内备使用后的体温计)、消毒纱布、记录本、笔、表。若测肛温,另备润滑油、棉签和卫生纸。

2. 体温计　水银体温计(图6-2)、电子体温计(图6-3)。

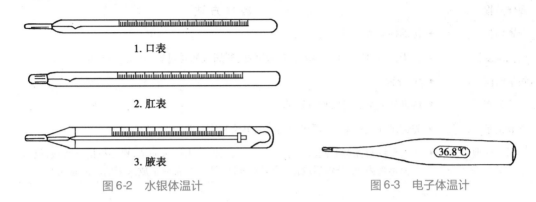

1. 口表

2. 肛表

3. 腋表

图6-2　水银体温计　　　　　　　　图6-3　电子体温计

（三）实施

1. 口温　婴幼儿、精神异常、昏迷、口腔疾患、口鼻手术、张口呼吸病人禁忌。操作流程与方法见表6-6。

表6-6　口温的测量

操作流程	操 作 方 法
准备	• 病人:了解操作目的,愿意配合 • 护士:着装整洁,洗手、戴口罩 • 用物:备齐,放置合理 • 环境:清洁、安全、安静
核对解释	• 备齐用物携至床旁,核对并解释测量口温的目的和方法
安置体位	• 协助病人取舒适体位
放置温度计	• 口表水银端斜放于舌下热窝(舌下热窝是口腔中温度最高的部位,在舌系带两侧、左右各一)、嘱病人闭紧口唇,勿咬体温计
测量时间	• 3分钟
清洁整理	• 协助病人穿衣、裤,取舒适体位
读数记录	• 先记录在记录本上,再转录到体温单绘制体温曲线
体温计处理	• 用消毒纱布擦拭后浸泡于消毒液内五分钟;取出清水冲洗;离心机甩下水银;放入另一消毒液内30分钟后取出;冷开水冲洗;消毒纱布擦干放入清洁罐内备用

2. 腋温　用于婴儿或其他无法测量口温的病人。腋下有创伤、手术、炎症等病人禁忌。操作流程与方法见表6-7。

表6-7　腋温的测量

操作流程	操 作 方 法
准备	• 病人:了解操作目的,愿意配合 • 护士:着装整洁,洗手、戴口罩 • 用物:备齐,放置合理 • 环境:清洁、安全、安静
核对解释	• 备齐用物携至床旁,核对并解释测量腋温的目的和方法

续表

操作流程	操作方法
安置体位	• 协助病人取舒适体位
放置温度计	• 擦干汗液,体温计水银端放置腋窝处,嘱病人屈臂过胸,夹紧,形成人工体腔
测量时间	• 10 分钟
清洁整理	• 协助病人穿衣、裤,取舒适体位
读数记录	• 先记录在记录本上,再转录到体温单绘制体温曲线
体温计处理	• 用消毒纱布擦拭后浸泡于消毒液内五分钟;取出清水冲洗;离心机甩下水银;放入另一消毒液内 30 分钟后取出;冷开水冲洗;消毒纱布擦干放入清洁罐内备用

3. 肛温　用于婴幼儿、昏迷、精神异常的病人。禁忌:直肠或肛门手术、腹泻、心肌梗死的病人。操作流程与方法见表6-8。

表6-8　肛温的测量

操作流程	操作方法
准备	• 病人:了解操作目的,愿意配合 • 护士:着装整洁,洗手、戴口罩 • 用物:备齐,放置合理 • 环境:清洁、安全、安静
核对解释	• 备齐用物携至床旁,核对并解释测量肛温的目的和方法
安置体位	• 协助病人取侧卧、俯卧、屈膝仰卧位,暴露测温部位
放置温度计	• 润滑肛表水银端,插入肛门 3 ~ 4cm
测量时间	• 3 分钟
清洁整理	• 清洁肛门,协助病人穿衣、裤,取舒适体位
读数记录	• 先记录在记录本上,再转录到体温单绘制体温曲线
体温计处理	• 用消毒纱布擦拭后浸泡于消毒液内五分钟;取出清水冲洗;离心机甩下水银;放入另外一消毒液内 30 分钟后取出;冷开水冲洗;消毒纱布擦干放入清洁罐内备用

4. 注意事项

(1) 操作前检查体温计是否完好,水银柱是否在 35℃ 以下。

(2) 若病人咬破体温计,先及时清除玻璃碎屑,再口服蛋清或牛奶,延缓汞的吸收,如病情允许可服用粗纤维食物促进排泄。

(3) 婴幼儿测量肛温时,取仰卧位,护士一手提起双腿,一手插入肛表,婴儿 1.25cm、幼儿 2.5cm,用手掌根部和手指捏拢双臀固定。

(4) 运动、进食、洗澡、坐浴、灌肠等活动后,应休息 30 分钟后再测量。

第二节　脉搏的测量

动脉脉搏,也称脉搏,指在心动周期中,由于心脏的收缩和舒张、引起动脉内的压力发生周期性变化,导致动脉管壁产生有节律的搏动。

一、正常脉搏

（一）正常脉搏

1. 脉率　指每分钟脉搏搏动的次数。正常成人在安静状态下脉率为 60～100 次/分。

2. 脉律　指脉搏的节律性，它反映了左心室的收缩情况。正常成人的脉律是均匀规则，间隔时间相等，与心律相等。

（二）脉搏的生理变化

1. 年龄　儿童脉率平均约 90 次/分，随年龄的增长而逐渐减低；老年人脉率较慢，平均约 55～60 次/分，随年龄的增长而轻度增加。

2. 性别　女性比男性稍快。

3. 运动、兴奋、恐惧、愤怒、焦虑会使脉率增快；休息、睡眠会使脉率减慢。

4. 进食、使用兴奋剂、浓茶或咖啡会使脉率增快；禁食、使用镇静剂、洋地黄类药物会使脉率减慢。

二、异常脉搏

（一）脉率异常

异常脉率分心动过速和心动过缓，见表6-9。

表6-9　异常脉率

异常脉率	脉率变化	常见疾病
心动过速	大于 100 次	发热、甲状腺功能亢进、心力衰竭、血容量不足
心动过缓	小于 60 次	颅内压增高、房室传导阻滞、甲状腺功能减退、阻塞性黄疸

（二）节律异常

1. 间歇脉　指几个正常的搏动后，出现一个提前而较弱的搏动，之后出现一段间歇（代偿间歇），较正常的间歇更长，之后恢复正常搏动的脉搏。每隔一个正常搏动后出现一个提前搏动称二联律，每隔两个正常搏动后出现一个提前搏动称三联律。常见于各种器质性心脏病。

2. 脉搏短绌　指单位时间内脉率少于心率。常见于心房颤动。

（三）强弱异常

强弱异常脉搏的分类见表6-10。

表6-10　强弱异常脉搏的分类

类型	脉搏特点	常见疾病
洪脉	脉搏强而大	高热、甲状腺功能亢进、主动脉瓣关闭不全
细脉	脉搏弱而小	心功能不全、大出血、休克、主动脉瓣狭窄
交替脉	节律正常，强弱交替出现	高血压心脏病、冠状动脉粥样硬化性心脏病
水冲脉	脉搏骤起骤降，急促而有力	主动脉瓣关闭不全、甲状腺功能亢进
奇脉	吸气时脉搏明显减弱或消失	心包积液、缩窄性心包炎

三、脉搏的测量

（一）目的

1. 判断脉搏有无异常。
2. 动态监测脉搏的变化。
3. 协助诊断。

（二）用物

表、记录本、笔、听诊器（脉搏短绌病人使用）

（三）实施

操作流程与方法见表6-11。

表6-11 脉搏的测量

操作流程	操作方法
准备	• 病人:了解操作目的,愿意配合
	• 护士:着装整洁,洗手、戴口罩
	• 用物:备齐,放置合理
	• 环境:清洁、安全、安静
核对解释	• 备齐用物携至床旁,核对并解释测量脉搏的目的和方法
安置体位	• 协助病人取卧位或坐位,手腕伸展便于测量
测量脉搏	• 以示指、中指、无名指的指端按压在桡动脉处
计数	• 正常脉搏测30秒,乘以2,异常脉搏测1分钟
记录	• 先记录在记录本上,再转录到体温单绘制脉搏曲线

（四）注意事项

1. 浅表、靠近骨骼的大动脉均可作为测量脉搏的部位,临床常用桡动脉测量。
2. 剧烈运动、紧张、恐惧、哭闹后,应休息20～30分钟后再测量。
3. 脉搏短绌的病人,应由两名护士分别同时测量心率和脉率,计时1分钟。
4. 测量时不能用拇指,因为拇指小动脉的搏动容易与脉搏混淆。

第三节 血压的测量

动脉血压,也称血压,指血管内流动的血液对血管壁的侧压力,一般指体循环的动脉血压。血压分为收缩压和舒张压。收缩压指在心室收缩时,动脉血压上升达到的最高值。舒张压指在心室舒张末期动脉血压下降达到的最低值。收缩压与舒张压之差称为脉压。在一个心动周期中,动脉血压的平均值称为平均动脉压,约等于舒张压+1/3脉压或1/3收缩压+2/3舒张压。

一、正常血压

（一）正常血压

由于大动脉测量不便,临床常用肱动脉血压为标准。正常成人安静状态下收缩压为90～140mmHg(12～18.6kPa)、舒张压60～90mmHg(8～12kPa)、脉压30～40mmHg(4～

5.3kPa)。

（二）血压的生理变化

1. 年龄　随着年龄的增长,收缩压和舒张压都逐渐增高,但收缩压增高得比舒张压明显。

2. 性别　女性在更年期前,血压低于男性,更年期后,这种差别减小。

3. 昼夜　清晨血压最低,傍晚血压最高。

4. 环境　寒冷时,末梢血管收缩,血压可略升高;高温时,皮肤血管扩张,血压可略下降。

5. 体位　立位血压高于坐位血压,坐位血压高于卧位血压。长期卧床或使用某些降压药物的病人,若由卧位改为立位时,可出现直立性低血压,表现为头晕、眩晕等。

6. 身体不同部位　一般右上肢血压高于左上肢血压 10～20mmHg(1.33～2.67kPa),下肢血压高于上肢血压 20～40mmHg(2.67～5.33kPa)。

7. 情绪激动、紧张、恐惧、兴奋、剧烈运动、吸烟可使血压升高。

二、异常血压

（一）高血压

1999 年世界卫生组织制定的高血压标准,见表 6-12。

表 6-12　高血压的分级

分级	收缩压（mmHg）	舒张压（mmHg）
理想血压	<120	<80
正常血压	<130	<85
正常高值	130～139	85～89
1 级高血压(轻度)	140～159	90～99
亚组:临界高血压	140～149	90～94
2 级高血压(中度)	160～179	100～109
3 级高血压(重度)	≥180	≥110
单纯收缩期高血压	>140	<90
亚组:临界收缩期高血压	140～149	<90

（二）低血压

血压低于 90/60～50mmHg(12/8～6.65kPa)称为低血压。

（三）脉压异常

1. 脉压增大　常见于主动脉硬化、主动脉瓣关闭不全、甲状腺功能亢进。

2. 脉压减小　常见于心包积液、缩窄性心包炎、末梢循环衰竭。

三、血压的测量

（一）目的

1. 判断血压有无异常。

2. 动态监测血压变化。

3. 协助诊断。

（二）用物

1. 治疗车　听诊器、记录本、笔。
2. 血压计　水银血压计（图6-4）、电子血压计（图6-5）。

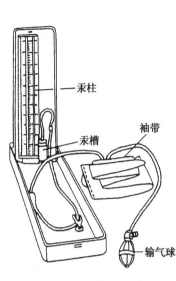

图6-4　水银血压计

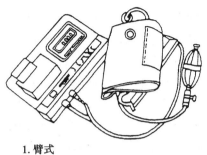

1.臂式

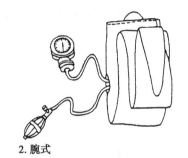

2.腕式

图6-5　电子血压计

（三）实施

操作流程与方法（以上肢为例），见表6-13。

表6-13　血压的测量

操作流程	操作方法
准备	• 病人：了解操作目的，愿意配合 • 护士：着装整洁，洗手、戴口罩 • 用物：备齐，放置合理 • 环境：清洁、安全、安静
核对解释	• 备齐用物携至床旁，核对并解释测量血压的目的和方法
安置体位	• 协助病人取卧位，病人肱动脉平对腋中线，坐位时肱动脉平对第四肋；嘱病人手掌向上，露出手臂
测量血压	• 打开水银血压计，开启水银槽开关 • 驱尽袖带内空气，袖带下缘距肘窝2~3cm，以能插入一指为标准，平整地将袖带包裹好上臂中部 • 听诊器放置在肱动脉搏动最明显处，一手固定听诊器，一手先关压气球的气门，然后注气直至肱动脉搏动消失再注气使水银升高20~30mmHg（2.6~4kPa） • 缓慢放气，当听诊器中出现第一声搏动声时，水银柱所指的刻度即为收缩压；当搏动声突然变弱或消失时水银柱所指的刻度即为舒张压
整理	• 测量结束后排尽袖带内余气，关紧压气球的气门，收入血压计中。将血压计右倾45°后再关闭血压计水银槽开关
记录	• 协助病人取舒适体位 • 收缩压/舒张压mmHg的模式

（四）注意事项

1. 吸烟、运动、情绪变化等活动后，应休息 20~30 分钟再测量。
2. 需要观察血压的病人应做到四定：定时间、定部位、定体位、定血压计。
3. 手臂位置高于心脏时测得的血压值偏低，反之偏高。
4. 袖带缠得太松时，测得的血压偏高，反之偏低。
5. 加气时应动作轻柔，不可用力过猛。
6. 计数时眼睛视线与水银柱弯月面应保持同一水平，视线低于水银柱弯月面时读数偏高，反之偏低。

第四节 呼吸的测量

呼吸，是指机体与环境之间进行气体交换的过程，对维持机体新陈代谢和其他功能活动有很重要的作用，呼吸停止，生命也会停止。

一、正常呼吸

（一）正常呼吸

正常成人安静状态下呼吸频率为 16~18 次/分，节律规则，呼吸运动均匀无声且不费力。

（二）呼吸的生理变化

1. 年龄　年龄越小，呼吸频率越快，如新生儿呼吸约为 44 次/分。
2. 性别　女性比男性稍快。
3. 活动　剧烈运动可加深加快呼吸，休息和睡眠可减慢呼吸。
4. 情绪　紧张、恐惧、愤怒、悲伤、害怕可加快呼吸或引起屏气。
5. 血压　血压升高，呼吸减慢变弱；血压降低，呼吸加快加强。
6. 环境温度　环境温度升高可加深加快呼吸。

二、异常呼吸

（一）频率异常

频率异常见表 6-14。

表 6-14　呼吸频率异常种类

类型	呼吸频率	常见疾病
呼吸过速	大于 24 次/分	发热、疼痛、甲状腺功能亢进
呼吸过缓	小于 12 次/分	颅内压增高、巴比妥类药物中毒

（二）深度异常

深度异常见表 6-15。

表 6-15　呼吸深度异常种类

类型	特点	常见疾病
深度呼吸	深而规则的呼吸	酮症酸中毒、尿毒症酸中毒
浅快呼吸	浅而不规则的呼吸	呼吸肌麻痹、濒死病人

（三）节律异常

节律异常见表6-16。

表6-16 呼吸节律异常种类

类型	特点	常见疾病
潮式呼吸	呼吸呈浅慢-深快-浅慢-呼吸暂停,然后重复的周期性变化	中枢神经系统疾病,如脑炎、脑膜炎、颅内压增高及巴比妥类药物中毒
间断呼吸	有规律的呼吸几次后,突然停止,然后又开始呼吸,反复交替	昏迷病人

（四）声音异常

声音异常见表6-17。

表6-17 呼吸声音异常种类

类型	特点	常见疾病
蝉鸣样呼吸	吸气时产生似蝉鸣样的音响	喉头水肿、喉头异物
鼾声呼吸	呼吸时发出粗大的鼾声	昏迷病人、睡眠呼吸暂停综合征病人

三、呼吸的测量

（一）目的

1. 判断呼吸有无异常。
2. 动态监测呼吸的变化。
3. 协助诊断。

（二）用物

表、记录本、笔。

（三）实施

1. 操作步骤　操作流程与方法见表6-18。

表6-18 呼吸的测量

操作流程	操作方法
准备	<ul><li>病人:了解操作目的,愿意配合</li><li>护士:着装整洁,洗手、戴口罩</li><li>用物:备齐,放置合理</li><li>环境:清洁、安全、安静</li></ul>
核对解释	• 备齐用物携至床旁,核对并解释测量呼吸的目的和方法
安置体位	• 协助病人取舒适体位
测量呼吸	• 护士将手放在病人的诊脉部位似诊脉状,眼观病人精神放松,保持自然呼吸后计数
计数	• 正常呼吸测30秒,乘以2,异常呼吸或婴儿测1分钟
记录	• 先记录在记录本上,再转录到体温单上绘制呼吸曲线

2. 注意事项

（1）因为呼吸容易受情绪影响,所以测量时一定要保持病人情绪稳定。

（2）危重病人呼吸微弱,可用少许棉花置于病人鼻孔前,观察棉花被吹动的次数。

 考点提示

发热对机体的影响

　　发热使机体食入的各种营养物质在体内的代谢增强、增快,从而大大增加了机体对氧的消耗,加重体内器官的工作负荷,严重时可导致器官功能衰竭。

　　1. 发热时,机体产生热量过多,机体必须加速散热,以尽可能调整体温,从而导致心率增快,加重心脏负担。

　　2. 高热还可使大脑皮质过度兴奋,可表现为烦躁不安、头痛、甚至惊厥;也可引起大脑皮层的高度抑制,表现为谵语、昏睡、昏迷等。婴幼儿表现更为突出,大部分婴幼儿高热时出现神志恍惚,还有部分婴幼儿出现高热性惊厥。高热性惊厥可对婴幼儿的大脑发育产生不良的影响。

　　3. 高热还可影响机体的消化功能。有时胃肠道运动缓慢,病人出现食欲不振、腹胀、便秘;有时胃肠道运动增强,病人出现腹泻甚至脱水。

　　4. 持续高热最终导致机体防御疾病的能力下降,这样不但不利于疾病恢复,反而增加了继发其他感染的危险。

 本章小结

　　本章介绍了生命体征的评估相关知识,生命体征是衡量病人身心状况的可靠指标,也是了解病人病情变化的重要指标,需要同学们重点掌握。

（邬　倩）

目标测试

A1 型题

1. 高热病人头敷冰袋降温,其散热的机制是

    A. 辐射　　　　　　　　B. 蒸发　　　　　　　　C. 传导

    D. 对流　　　　　　　　E. 传递

2. 伤寒病人常见的热型是

    A. 超高热　　　　　　　B. 弛张热　　　　　　　C. 间歇热

    D. 稽留热　　　　　　　E. 不规则热

3. 适宜测量口腔温度的病人是

    A. 昏迷者　　　　　　　B. 患儿　　　　　　　　C. 口鼻手术病人

    D. 呼吸困难者　　　　　E. 肛门手术者

4. 测量体温时病人不慎咬碎体温计,护士应立即

    A. 清除病人口腔内玻璃碎屑　　　　　B. 让病人口服牛奶

    C. 催吐　　　　　　　　　　　　　　D. 让病人服缓泻剂

    E. 为病人洗胃

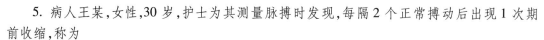

5. 病人王某,女性,30岁,护士为其测量脉搏时发现,每隔2个正常搏动后出现1次期前收缩,称为

    A. 二联律　　　　　　B. 三联律　　　　　　C. 间歇脉

    D. 缓脉　　　　　　　E. 绌脉

6. 属于节律改变的呼吸是

    A. 潮式呼吸　　　　　B. 深度呼吸　　　　　C. 蝉鸣样呼吸

    D. 呼吸缓慢　　　　　E. 鼾声呼吸

7. 病人陈某,男,23岁,安眠药中毒后意识模糊不清,呼吸微弱,浅而慢,不易观察,护士应采取的测量方法是

    A. 以1/4的脉率计算

    B. 测脉率后观察胸腹起伏次数

    C. 听呼吸音响计数

    D. 用手感觉呼吸气流通过计数

    E. 用少许棉花置于病人鼻孔前观察棉花飘动次数计算呼吸频率

8. 病人李某,女,43岁,因头晕头痛原因待查入院,医嘱测血压每日3次。为其测血压时,应该

    A. 定血压计、定部位、定时间、定护士

    B. 定血压计、定部位、定时间、定听诊器

    C. 定听诊器、定部位、定时间、定体位

    D. 定血压计、定部位、定时间、定体位

    E. 定护士、定部位、定时间、定体位

第七章 特殊饮食护理

学习目标

1. 具有慎独、严谨的工作态度,关心爱护病人。
2. 掌握鼻饲法目的,检查胃管是否在胃内的三种方法,鼻饲法注意事项,要素饮食滴注法。
3. 能熟练掌握鼻饲法操作过程,进行鼻饲法操作。

案例

　　王某,男,69 岁,血压为 170/120mmHg,下肢有轻度水肿,因脑血管意外而昏迷数日,治疗期间除给予药物治疗外。

　　请问:1. 该病人是否需要特殊饮食,以满足机体的营养需要? 应选择何种方法进食?

　　　　2. 该病人需要插胃管时,护理人员应如何操作?

　　　　3. 根据王某的病情,在实施饮食护理操作时应注意哪些事项?

第一节 鼻 饲 法

　　对于病情危重、存在消化吸收功能障碍、不能经口或不愿经口进食的病人,为保证其营养素的摄取与消化吸收,以维持并改善病人的营养状态,促进康复。临床上常根据病人的情况采用不同的特殊饮食护理。

　　鼻饲法是将胃管经一侧鼻腔插入胃内,从管内灌注流质食物、营养液、水分和药物的方法。

一、目的

　　对不能自行经口进食的病人以胃管供给食物和药物,以满足病人营养和治疗的需要。适用于以下病人:

　　1. 昏迷病人。

　　2. 口腔疾患、口腔手术后的病人。

　　3. 不能张口的病人,如破伤风病人。

4. 早产儿和病情危重的病人。

5. 拒绝进食的病人。

二、用物

1. 治疗盘(插管时用) 鼻饲包(治疗碗、治疗巾、压舌板、镊子、纱布)、50ml 注射器、胃管、棉签、液状石蜡、胶布、安全别针、听诊器、调节夹或橡皮圈(夹管用)、温开水适量(亦可用病人饮水壶内的水)、水杯、吸管、弯盘、流质饮食 200ml(38~40℃)。

2. 治疗盘(拔管时用) 弯盘、纱布、棉签、松节油,根据需要备漱口液。

三、实施

见表 7-1。

表 7-1 鼻饲法

操作流程	操作方法
• 插管	
准备	• 病人:了解要素饮食目的、注意事项,以取得合作
	• 护士:衣帽整洁,洗手,戴口罩
	• 用物:备齐,放置合理
	• 环境:整洁、安静、光线充足、无异味
核对解释	• 携用物至床旁,核对病人姓名和床号,解释插胃管的目的和过程,以取得合作
安置体位	• 协助病人取坐位或半坐位,无法坐起者取右侧卧位。安置昏迷病人去枕仰卧,头向后仰
清洁鼻腔	• 铺治疗巾于病人颌下,弯盘置于病人口角旁,准备胶布。选择通畅的一侧鼻孔,用湿棉签清洁鼻腔
测长标记	• 打开鼻饲包,取出胃管,注入少量空气,检查是否通畅。以病人前额发际至剑突的长度(或鼻尖至耳垂再至剑突的长度,成人约 45~55cm)作为插入深度,测量并做好标记
润管插入	• 用液状石蜡润滑胃管前端 10~20cm,一手持纱布托住胃管,另一于持镊子夹住胃管从一侧鼻腔轻轻插入,至咽喉部(10~15cm)时嘱病人吞咽,顺势将胃管推进。昏迷病人插管时应取去枕平卧位,头向后仰,当胃管插入 15cm(会厌部)时,将病人头部托起,使下颌靠近胸骨柄(以增大咽喉部通道的弧度,便于胃管沿通道后壁进入食管),徐徐插入至预定长度(图 7-1)
观察反应	• 插管过程中,如发现呛咳、呼吸困难、发绀等情况,应立即拔管,缓解后重插
	• 如病人出现恶心,可暂停片刻,嘱病人做深呼吸,缓解后继续插入
	• 如插入不畅时,可检查一下胃管是否盘在口中,然后抽回一小段再小心向前推进
确认固定	• 插至预定长度后,应检查胃管是否在胃内,检查方法有三种:①接注射器抽吸有胃液抽出;②将听诊器放于胃部,用注射器快速注入 10ml 空气,能听到气过水声;③将胃管末端放入水中观察,无气泡溢出
	• 确认胃管在胃内后,用胶布固定
灌注食物	• 先灌入少量温开水,约 10ml,再缓慢灌注鼻饲液或药液。灌食后再注入少量温开水
	• 闭合胃管开口端并反折末端,用纱布包好,橡皮圈系紧或用夹子夹紧,用别针固定于枕旁或病人衣领处

续表

操作流程	操作方法
整理记录	• 清理用物,整理床单位,嘱病人维持原卧位 20～30 分钟,洗净注射器,放于治疗盘内,用纱布盖好备用,所有用物每日消毒 1 次
	• 洗手,记录插管时间,鼻饲液的种类、量,病人的反应等
拔管	
核对解释	• 携用物至床旁,核对并解释
去除胶布	• 置弯盘于病人颌下,夹紧胃管末端置于弯盘内,轻轻揭去固定的胶布
拔出胃管	• 用纱布包裹近鼻孔处胃管,嘱病人深呼吸,在病人呼气时拔管,在咽喉处快速拔出。用纱布包住胃管放于弯盘中
整理记录	• 清洁病人口鼻及面部,擦去胶布痕迹,协助病人漱口,取舒适卧位。整理床单位,清理用物。洗手,记录拔管时间和病人反应

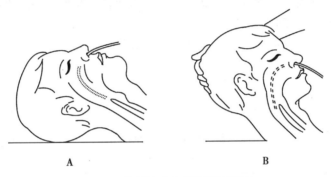

图 7-1 为昏迷病人插胃管示意图

四、注意事项

1. 鼻饲前应进行有效的护患沟通,向病人解释鼻饲目的及配合方法,消除病人的疑虑和不安全感。

2. 动作应轻柔,以免损伤病人鼻腔和食管黏膜。

3. 每次鼻饲量不超过 200ml,间隔时间不少于 2 小时。需要通过胃管灌入药物时,应研碎溶解后再灌入。新鲜果汁和奶液应分别注入,防止产生凝块。

4. 鼻饲过程中应做到"三避免":①避免灌入空气,以防造成腹胀;②避免灌注速度过快,防止不适应;③避免鼻饲液过热或过冷,防止烫伤黏膜和胃部不适。

5. 长期鼻饲者应每天进行口腔护理,每周更换胃管 1 次,晚间末次喂食后拔出,翌晨从另侧鼻孔插入。

6. 食管胃底静脉曲张、食管癌和食管梗阻的病人禁忌鼻饲。

第二节 要 素 饮 食

要素饮食是一种化学精制食物,含有人体需要的易于吸收的营养成分,包含游离氨基酸、单糖、必需脂肪酸、维生素、无机盐类和微量元素,与水混合后可以形成溶液或较为稳定的悬浮液。它的主要特点是无须经过消化过程即可直接被肠道吸收。

一、目的

用于临床营养治疗,保证危重病人的能量及氨基酸等营养素的摄入,促进伤口愈合,改善营养状况,达到治疗和辅助治疗的目的。适用严重烧伤及创伤等超高代谢、消化道瘘、手术前后需营养支持、非感染性严重腹泻、营养不良等病人。

要素饮食可通过口服、鼻饲、经胃或空肠造瘘管滴注等方法供给病人。以下主要介绍空肠瘘管滴注法。

二、用物

1. 治疗盘　碘伏、无菌持物钳、无菌棉签、液状石蜡、棉签、弯盘、适量温开水、等渗盐水或蒸馏水、治疗碗(内盛纱布)、橡胶圈、别针、75%乙醇等。
2. 滴入器具　无菌开放式输液吊瓶、输液泵、输液架、热水瓶、夹子等。
3. 要素饮食　液态要素饮食——果汁、菜汤;粉状要素饮食——按比例添加水,配制成5%、10%、15%、20%或25%的液体。
4. 环境准备　病室安静、整洁,光线充足。根据需要遮挡病人。

三、实施

见表7-2。

表7-2　要素饮食滴注法

操作流程	操作方法
准备	● 病人:了解要素饮食目的、注意事项,以取得合作 ● 护士:着装整洁,洗手、戴口罩 ● 用物:备齐,放置合理 ● 环境:整洁、安静、光线充足、无异味
核对解释	● 携用物至床旁,核对病人姓名和床号,向病人及家属解释操作目的和配合事项
准备液体	● 打开无菌开放式输液吊瓶,将测温后的要素饮食倒入无菌吊瓶内
挂瓶排气	● 将吊瓶挂在输液架上,排尽输液管内的空气(茂菲滴管以下)
消毒冲管	● 消毒造瘘口的皮肤及造瘘管,用少量温开水冲注造瘘管
接管调速	● 将输液吊瓶的头皮针取下,润滑输液管前端,再次排气与造瘘管相连,调节滴注速度 (1) 间歇滴注:每日4~6次,每次400~500ml,每次输注持续时间为30~60分钟 (2) 连续滴注:12~24小时内持续滴入,浓度宜从5%开始逐渐调至20%~25%;速度40~60ml/h,最高不超过150ml/h,可用输液泵保持恒定速度
拔管固定	● 滴注毕,将输液器和造瘘管分开,再用少量温开水冲注造瘘管,并将造瘘管反折,用无菌纱布包好,橡皮圈缠绕固定
整理记录	● 整理床单位,记录滴注次数、剂量及病人反应

四、注意事项

1. 要素饮食需新鲜配制,并严格执行无菌操作,所有配制用物均严格灭菌后使用。每天配制一次,置4℃以下冰箱冷藏,应于24小时内用完。

2. 要素饮食不可高温蒸煮,可适当加温,其口服温度为37℃,鼻饲和经瘘口滴注时的温度宜为41～42℃。可置一热水袋于输液管远端,或用输液泵加温以保持温度。

3. 要素饮食滴注前后均应用温开水或生理盐水冲净管腔,防止食物积滞于管腔中而腐败变质。

4. 要素饮食应以低浓度、低容量、慢速度开始滴入,以后逐渐增加。停用时逐渐减量,不可骤停,以免引起低血糖反应。

5. 滴注过程中应经常巡视病人,如出现恶心、呕吐、腹胀等症状时应及时查明原因,根据病人反应原因与轻重程度适当调整速度、温度及量,反应严重者可暂停滴入。

6. 使用期间定期测量体重,检查血糖、尿糖、大便隐血、出凝血时间、凝血酶原、氮排出量和肝功能、电解质等,做好疗效评估。

7. 消化道出血病人和婴幼儿应禁用。糖尿病病人和胰腺疾病病人应慎用。

 考点提示

全胃肠外营养

全胃肠外营养TPN,也称全静脉营养TEN。通过胃肠外途径提供机体代谢过程所需全部营养的营养支持疗法。目前采用的主要途径是经静脉内输给,故又称静脉营养,使病人在不进食的情况下可以维持良好的营养状况,体重增加,创伤愈合,幼儿可以继续生长和发育。

 本章小结

本章介绍了对于病情危重、存在消化功能障碍、不能经口或不愿经口进食的病人所采取的特殊饮食护理:鼻饲法和要素饮食。尤其应掌握鼻饲法操作要点及昏迷病人鼻饲法操作要点。

(周彦汛)

 目标测试

A1 型题

1. 为成人进行鼻饲饮食,胃管插入深度为
   A. 35～40cm
   B. 40～45cm
   C. 45～55cm
   D. 50～55cm
   E. 55～60cm

2. 为提高昏迷病人鼻饲插管成功率,在插管前应采取的措施是
   A. 使病人头向后仰
   B. 使病人头向前仰
   C. 使病人头偏向一侧
   D. 使病人下颌靠前
   E. 使病人取去枕仰卧位

3. 给昏迷病人插胃管时,当插入会厌部,托起病人头部,使下颌靠近胸骨柄是为了
   A. 增大咽喉部通道弧度
   B. 顺利通过气管分叉处
   C. 顺利通过膈肌
   D. 减少胃肠道黏膜损伤
   E. 避免胃管盘曲在口中

4. 鼻饲插管过程中,病人发生呛咳,呼吸困难时应

A. 嘱病人做深呼吸　　　　　　　　B. 将病人头部抬高

C. 拔管重插　　　　　　　　　　　D. 停止片刻,嘱深呼吸,再插入

E. 检查胃管是否盘曲在口中

5. 要素饮食护理,下列哪项不妥

A. 可口服、鼻饲或造瘘处滴入　　　B. 必须新鲜配制

C. 以低浓度、低容量开始　　　　　D. 当日未用完,须放在冰箱内

E. 灌喂时保持一定温度与速度

第八章　排泄护理技术

 学习目标

1. 具有严谨的工作态度,关心爱护病人,能分辨病人排泄异常的症状并给予相应护理。
2. 掌握导尿和各种灌肠术的目的及注意事项。
3. 熟悉尿液和粪便的评估。
4. 了解排尿异常和排便异常的护理措施。
5. 会熟练操作导尿和灌肠护理操作技术。

 案例

刘某,女,60 岁,因骨盆骨折入院,主诉 6 天未排大便,腹部胀痛,排便困难,头痛、消化不良、食欲缺乏、乏力。

请问:1. 病人出现的是什么疾病?
　　　2. 如何处理、有什么需要注意的?

排泄,指机体通过消化道、泌尿道、皮肤及呼吸道将新陈代谢所产生的废物排出体外的过程,其中消化道和泌尿道是机体最主要的排泄途径。

第一节　排　尿　护　理

一、排尿活动的评估

(一)尿液的评估

1. 尿量　24 小时的尿量约 1000~2000ml,平均在 1500ml 左右。
2. 次数　白天排尿 3~5 次、夜间 0~1 次,每次尿量约 200~400ml。
3. 颜色　正常新鲜尿液呈淡黄色或深黄色。
4. 透明度　正常尿液清澈透明。
5. 气味　尿液久置后,因尿素分解产生氨,故有氨臭味。
6. 比重　1.015~1.025。

(二)尿液异常

1. 尿量异常　见表 8-1。

表 8-1 尿量异常的类型

类型	特　　点
多尿	24 小时尿量超过 2500ml
少尿	24 小时尿量少于 400ml 或每小时尿量少于 17ml
无尿	24 小时尿量少于 100ml
尿闭	12 小时内无尿者

2. 颜色异常　见表 8-2。

表 8-2 颜色异常的类型

类型	尿液特点	常见疾病
血尿	肉眼血尿(尿液呈洗肉水色)、镜下血尿(尿液颜色变化不明显,镜检时每高倍视野红细胞平均大于 3 个)	急性肾小球肾炎、输尿管结石及感染
血红蛋白尿	尿液颜色呈酱油样色,隐血试验阳性	溶血
胆红素尿	尿液呈深黄色或黄褐色	阻塞性黄疸、肝细胞性黄疸
乳糜尿	尿液呈乳白色	丝虫病

3. 其他异常情况

（1）气味异常:若新鲜尿有氨臭味,可能有泌尿道感染。糖尿病酮症酸中毒时,因尿中含有丙酮,故尿液有烂苹果味。

（2）酸碱异常:酸中毒的病人尿液可呈强酸性,严重呕吐的病人尿液可呈强碱性。

（3）比重异常:尿比重经常为 1.010 左右,可能有肾功能严重障碍。

（三）排尿异常

1. 膀胱刺激征　主要表现为尿频、尿急、尿痛。尿频指单位时间内排尿次数增多。尿急指病人突然有强烈尿意,需要立即排尿。尿痛:排尿时膀胱区及尿道疼痛。

2. 尿潴留　指大量尿液存留在膀胱内不能自主排出。

3. 尿失禁　指排尿失去意识控制或不受意识控制而不自主地流出。根据产生原因分为三种情况:

（1）真性尿失禁:指膀胱处于空虚状态,稍有一点尿便会不自主地流出。

（2）假性尿失禁:指膀胱内的尿液充盈,膀胱内压力达到一定值时,尿液便不自主溢出,而当膀胱内压力降低时,排尿活动立即停止,但此时的膀胱仍呈胀满状态。

（3）压力性尿失禁:指当咳嗽、打喷嚏或运动时引起腹肌收缩,腹内压升高,导致少量尿液不自主地排出。

二、排尿异常的护理

（一）尿失禁病人的护理

1. 心理护理　医护人员应尊重理解病人,给予安慰、开导和鼓励,使其树立恢复健康的信心,配合治疗和护理。

2. 皮肤护理　可使用尿垫、床上铺橡胶单和中单,常用温水清洗会阴部皮肤,勤换衣裤、床单、尿垫等。

3. 膀胱训练 安排排尿时间表。定时使用便器,建立规律的排尿习惯,开始白天每隔 1~2 小时排尿一次,夜间每隔 4 小时排尿一次,间隔时间随着时间延长。

4. 摄入适当的液体 病情允许时病人每日白天摄入液体 2000~3000ml。

5. 肌肉力量的锻炼 指导病人进行骨盆底部肌肉的锻炼,增强腹部肌肉的力量。

6. 导尿术。

(二)尿潴留病人的护理

1. 心理护理 医护人员应尊重理解病人,给予安慰、开导和鼓励,使其树立恢复健康的信心,配合治疗和护理。

2. 排尿环境 关闭门窗,屏风遮挡,请无关人员回避。

3. 调整体位和姿势 酌情协助卧床病人取适当体位。

4. 诱导排尿 利用某些条件反射诱导排尿,如听流水声等。

5. 热敷、按摩。

6. 健康教育 指导病人养成定时排尿的习惯。

7. 药物治疗 必要时根据医嘱肌内注射卡巴胆碱等。

8. 导尿术。

三、导尿术

(一)目的

1. 为尿潴留病人引流出尿液。

2. 协助临床诊断。

3. 膀胱肿瘤病人进行膀胱化疗。

(二)用物

1. 治疗车上

(1)无菌导尿包:弯盘,尿管,小药杯(内盛 4 个棉球),血管钳,标本瓶,洞巾,无菌治疗碗,润滑油棉球。

(2)外阴初步消毒用物:治疗碗(内盛消毒液棉球 10 余个、血管钳 1 把),弯盘,手套。

(3)其他:无菌持物钳和容器,无菌手套,消毒溶液,小橡胶单和治疗巾,浴巾,便盆及便盆巾。男病人需准备无菌纱布。

2. 屏风

(三)实施

1. 女性导尿术操作流程与方法 见表 8-3,图 8-1。

表 8-3 女性导尿术

操作流程	操作方法
准备	• 病人:了解操作目的,愿意配合
	• 护士:着装整洁,洗手、戴口罩
	• 用物:备齐,放置合理
	• 环境:清洁、宽敞、安静
核对解释	• 备齐用物携至床旁,核对并解释导尿术的目的和方法
	• 移床旁椅于操作的同侧床尾,将便盆和便盆巾放在床旁椅上

续表

操作流程	操作方法
安置体位	• 护士站在病人一侧,松开床尾被盖,帮助病人脱去对侧裤腿盖在近侧腿上,并盖上浴巾,上身和对侧腿用被盖遮盖保暖,协助病人取屈膝仰卧位,两腿略外展,暴露外阴
导尿	• 将橡胶单和治疗巾垫于病人臀部下面,弯盘放在病人外阴旁,治疗碗放在弯盘后面
	• 一手戴手套,一手持血管钳夹取棉球,先消毒阴阜,后消毒大阴唇
	• 用戴手套的手分开大阴唇,消毒小阴唇、尿道口。污棉球和脱下的手套放在弯盘内,弯盘移至床尾
	• 在病人两腿之间放置导尿包,打开外层包布,再按无菌技术操作打开内层治疗巾
	• 用无菌持物钳显露小药杯,倒入消毒液,浸湿棉球
	• 戴无菌手套,铺洞巾
	• 按操作顺序排列好用物,选择合适的导尿管用润滑油棉球润滑导尿管前段
	• 用拇指和示指分开并固定小阴唇,另一手持血管钳夹取消毒液棉球,消毒尿道口、两侧小阴唇、最后再消毒尿道口,由内向外再向内、自上而下进行消毒,每个棉球限用一次
	• 将无菌治疗碗移至洞巾口旁,嘱病人张口呼吸,用未污染的血管钳夹持导尿管轻轻插入尿道4~6cm,见尿液流出再插入1~2cm左右,松开固定小阴唇的手固定导尿管,将尿液引流入治疗碗内
	• 尿液引流后,用血管钳夹住导管末端,将尿液导入便盆,再打开导尿管继续放尿
	• 若作尿培养,用无菌标本瓶接取中段尿5ml
清洁整理	• 结束导尿后轻轻拔出导尿管,撤下洞巾,用卫生纸擦净外阴,脱去手套,撤出病人臀下物品放于治疗车下层
	• 协助病人穿好裤子,整理好床单位
	• 清理用物,测量尿液,尿标本送检
观察记录	• 洗手、记录

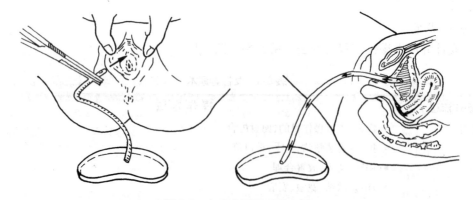

图 8-1 女病人导尿术示意图

注意事项：

（1）用物一定要严格遵守无菌技术，污染后要立即更换用物。

（2）操作过程中注意保暖。

（3）打开导尿包后嘱病人不要活动肢体，避免污染无菌区域。

（4）成人一般选择 10～12 号导尿管、小儿选用 8～10 号导尿管。

（5）初步消毒的时候顺序由内向外、自上而下；再次消毒的时候顺序由内向外到内、自上而下，尿道口停留片刻。

（6）插尿管时动作要轻柔，避免损伤尿道黏膜。

（7）导尿管如果误入阴道，应立即抽出，更换导尿管。

（8）膀胱高度膨胀且极度虚弱的病人，第一次放尿不得超过 1000ml，防止大量放尿后血压下降而出现血尿和虚脱现象。

（9）标本及时送检，保证检验结果的准确性。

2. 男性导尿术操作流程与方法　见表 8-4，图 8-2。

表 8-4　男性导尿术

操作流程	操作方法
准备	<ul><li>病人：了解操作目的，愿意配合</li><li>护士：着装整洁，洗手、戴口罩</li><li>用物：备齐，放置合理</li><li>环境：清洁、宽敞、安静</li></ul>
核对解释	<ul><li>备齐用物携至床旁，核对并解释导尿术的目的和方法</li><li>移床旁椅于操作的同侧床尾，将便盆和便盆巾放在床旁椅上</li></ul>
安置体位	<ul><li>护士站在病人一侧，松开床尾被盖，帮助病人脱去对侧裤腿盖在近侧腿上，并盖上浴巾，上身和对侧腿用被盖遮盖保暖，协助病人取屈膝仰卧位，两腿略外展，暴露外阴</li></ul>
导尿	<ul><li>将橡胶单和治疗巾垫于病人臀部下面，弯盘放在病人外阴旁，治疗碗放在弯盘后面</li><li>一手戴手套，一手持血管钳夹取棉球，依次消毒阴阜、阴茎、阴囊</li><li>左手戴手套用无菌纱布包住阴茎将包皮向后暴露尿道口</li><li>从尿道口向外向后依次旋转擦拭尿道口、龟头、冠状沟，污棉球和脱下的手套放在弯盘内，弯盘移至床尾</li><li>在病人两腿之间放置导尿包，打开外层包布，再按无菌技术操作打开内层治疗巾</li><li>用无菌持物钳显露小药杯，倒入消毒液，浸湿棉球</li><li>戴无菌手套，铺洞巾</li><li>按操作顺序排列好用物，选择合适的导尿管用润滑油棉球润滑导尿管前段</li><li>一手将阴茎用无菌纱布包住并提起，使其与腹壁成 60°，将包皮向后推，暴露尿道口</li><li>用棉球依次消毒尿道口、龟头、冠状沟，污棉球、小药杯、血管钳放在弯盘内，弯盘移至床尾</li><li>一手将阴茎用无菌纱布固定，将治疗碗放置在洞巾旁，嘱病人张口呼吸，用血管钳夹住导尿管轻轻插入尿道口，插入 20～22cm，见尿后再插入 1～2cm，将尿液引流入治疗碗</li><li>尿液引流后，用血管钳夹住导管末端，将尿液导入便盆，再打开导尿管继续放尿</li></ul>

续表

操作流程	操作方法
清洁整理	• 若作尿培养,用无菌标本瓶接取中段尿 5ml • 结束导尿后轻轻拔出导尿管,撤下洞巾,用卫生纸擦净外阴,脱去手套,撤出病人臀下物品放于治疗车下层 • 协助病人穿好裤子,整理好床单位 • 清理用物,测量尿液,尿标本送检
观察记录	• 洗手、记录

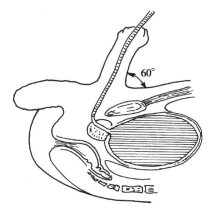

图 8-2 男病人导尿术示意图

注意事项:

（1）用物一定要严格遵守无菌技术,污染后要立即更换用物。

（2）操作过程中注意保暖。

（3）打开导尿包后嘱病人不要活动肢体,避免污染无菌区域。

（4）成人一般选择 10～12 号导尿管、小儿选用 8～10 号导尿管。

（5）初步消毒的时候顺序从阴茎根部向尿道口擦拭。

（6）插尿管时动作要轻柔,避免损伤尿道黏膜。

（7）阴茎上提的作用:使耻骨前弯消失,有利于尿管插入。

（8）膀胱高度膨胀且极度虚弱的病人,第一次放尿不得超过 1000ml,防止大量放尿后血压下降而出现虚脱现象。

（9）标本及时送检,保证检验结果的准确性。

四、留置导尿管术

（一）目的

1. 正确记录病人每小时尿量、测量尿比重。

2. 为盆腔手术排空膀胱,避免术中误伤。

3. 某些泌尿系统疾病手术后留置导尿管,便于引流和冲洗,并减轻手术切口的张力,促进切口的愈合。

4. 为尿失禁或会阴部有伤口的病人引流尿液。

5. 为尿失禁病人行膀胱功能训练。

（二）用物

1. 同导尿术用物。

2. 无菌气囊导尿管、10ml 无菌注射器、无菌生理盐水 10～40ml、无菌集尿袋、橡皮圈、安全别针。

（三）实施

1. 留置导尿管术操作流程与方法　见表 8-5,图 8-3。

表8-5 留置导尿管术

操作流程	操作方法
准备	• 病人:了解操作目的,愿意配合 • 护士:着装整洁,洗手、戴口罩 • 用物:备齐,放置合理 • 环境:清洁、宽敞、安静、私密
核对解释	• 同导尿术
安置体位	• 同导尿术
导尿	• 同导尿术
固定	• 插入导尿管后,根据导尿管注明的气囊容积向气囊内注入等量生理盐水,轻轻拉导尿管有阻力感,证明导尿管已固定于膀胱内 • 将导尿管尾端与引流袋接头连接,打开阀门 • 用安全别针将集尿袋固定在低于膀胱的高度
清洁整理	• 协助病人穿好裤子,整理好床单位 • 清理用物,测量尿液,尿标本送检
观察记录	• 洗手、记录

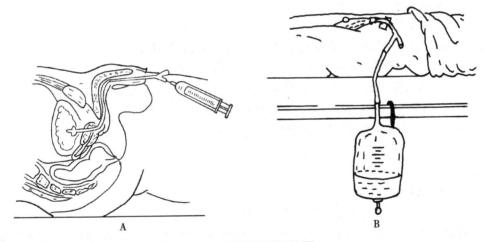

图8-3 留置导尿术示意图

2. 注意事项

（1）已注水的气囊不宜卡在尿道内口,以免气囊压迫膀胱内壁。

（2）引流管要留出足够的长度,防止因翻身牵拉尿管。

（3）集尿袋高度一定不能高于膀胱,防止尿液逆流引起泌尿系统感染。

第二节 排 便 护 理

一、排便活动的评估

（一）粪便的评估

1. 排便次数 正常成人每天排便 1~2 次、婴幼儿每天排便 3~5 次。

2. 量　正常成人每天排便量约100～300g。

3. 形状　正常成人粪便成形。

4. 颜色　正常成人颜色呈黄褐色或棕黄色、婴儿粪便呈黄色或金黄色。

5. 内容物　食物残渣、脱落的大量肠上皮细胞、细菌以及机体代谢后的废物。

6. 气味　肉食者味重,素食者味轻。

（二）异常粪便

1. 排便次数　成人排便每天超过3次或每周少于3次,应视为排便异常。

2. 量　进食少纤维、高蛋白质等精细食物者粪便量少,进食大量蔬菜、水果等粗粮者粪便量多。

3. 形状　便秘时粪便坚硬呈栗子样,消化不良或急性肠炎时为稀便或水样便,肠道部分梗阻或直肠狭窄时粪便呈扁条形或带状。

4. 颜色　柏油样便提示上消化道出血,白陶土色便提示胆道梗阻,暗红色血便提示下消化道出血,果酱样便提示肠套叠、阿米巴痢疾,白色米泔水样便提示霍乱、副霍乱。

5. 内容物　出现血液、脓液提示消化道有感染或出血,查出蛔虫、蛲虫、绦虫节片等提示肠道寄生虫感染。

6. 气味　严重腹泻病人的粪便呈极恶臭,柏油样粪便呈腥臭味,下消化道溃疡、恶性肿瘤病人粪便呈腐败臭。

（三）异常排便

1. 便秘　粪便形状改变,粪便过干过硬,次数减少,且排便不畅。

2. 粪便嵌塞　粪便持久滞留在直肠内,坚硬不能排出,慢性便秘的病人常见。

3. 腹泻　粪便形状改变,粪便松散稀薄甚至为水样便,次数增多。

4. 排便失禁　指肛门括约肌不受意识的控制而不自主地排便。

5. 肠胀气　胃肠道内过量气体积聚,不能排出。

二、排便异常的护理

（一）便秘病人的护理

1. 健康教育　帮助病人及家属正确认识维持正常排便习惯的意义。

2. 排便习惯的建立　帮助病人重建正常的排便习惯,每天固定时间排便,理想时间是饭后尤其是早餐后,不随意使用缓泻剂及灌肠等方法。

3. 合理膳食　指导病人多食用促进排便的食物。

4. 适当运动。

5. 提供隐蔽的排便环境。

6. 适宜的排便姿势　病情允许时应下床排便,用便盆时采取坐姿或抬高床头。

7. 腹部按摩　排便时用手在腹部自右沿结肠位置向左环行按摩可促进排便。

8. 上述措施没有效果时,遵医嘱给予口服缓泻药物;或使用通便剂,如开塞露、甘油栓。

9. 上述措施没有效果时,遵医嘱给予灌肠。

（二）粪便嵌塞病人的护理

1. 使用栓剂、口服缓泻剂。

2. 必要时先行油类保留灌肠,2～3小时后再做清洁灌肠。

3. 在清洁灌肠无效后遵医嘱实施人工取便。

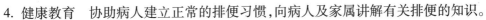

4. 健康教育 协助病人建立正常的排便习惯,向病人及家属讲解有关排便的知识。

（三）腹泻病人的护理

1. 病因治疗 肠道感染病人遵医嘱给予抗生素治疗。

2. 卧床休息,注意腹部保暖。

3. 鼓励病人饮水,酌情给予清淡的流质或半流质食物,严重腹泻的病人暂时禁食。

4. 遵医嘱给予止泻剂、口服盐溶液或静脉输液。

5. 维持皮肤完整性 每次便后用软纸轻擦肛门,温水清洗,并在肛门周围涂油膏保护局部皮肤。

6. 记录排便的性质、次数等,必要时留取标本送检。

7. 促进病人舒适 协助病人更换衣裤、床单、被套,便盆清洗干净后,置于易取处,方便病人取用。

8. 向病人讲解有关腹泻的知识,指导病人注意饮食卫生,养成良好的卫生习惯。

（四）排便失禁病人的护理

1. 心理护理 护理人员应尊重理解病人,给予心理安慰与支持。帮助其树立信心,配合治疗和护理。

2. 保护皮肤 病人臀下铺橡胶单和中单或一次性尿布,每次便后用温水洗净肛周及臀部皮肤,保持皮肤清洁干燥。

3. 重建控制排便的能力 定时给予便器,促进病人按时排便;指导病人进行肛门括约肌及盆底部肌肉收缩锻炼:指导病人取立、坐或卧位,做排便动作,先慢慢收缩肌肉,然后再慢慢放松,一次持续 10 秒,连续做 10 次,持续 20~30 分钟,每日数次。

4. 保证每日足量液体的摄入。

5. 及时更换污湿的衣裤被单,定时开窗通风。

（五）肠胀气病人的护理

1. 指导病人养成细嚼慢咽的良好饮食习惯。

2. 去除病因 积极治疗肠道疾患、勿食产气食物。

3. 适当活动 协助病人下床活动,卧床病人做床上活动或变换体位。

4. 行腹部热敷、按摩、针刺疗法。

5. 严重胀气时遵医嘱给予药物治疗或行肛管排气。

三、大量不保留灌肠

（一）目的

1. 解除便秘、肠胀气。

2. 为肠道手术、检查或分娩做准备。

3. 为高热病人降温。

4. 减轻中毒症状。

（二）用物

1. 治疗车 治疗盘、灌肠筒、肛管、血管钳、润滑剂、棉签、卫生纸、橡胶单、治疗巾、弯盘、便盆、便盆巾、输液架、水温计。

2. 灌肠溶液 常用 0.1%~0.2% 的肥皂液、生理盐水。

3. 屏风。

（三）实施

1. 大量不保留灌肠操作流程与方法　见表8-6,图8-4。

表8-6　大量不保留灌肠

操作流程	操作方法
准备	• 病人:了解操作目的,愿意配合
	• 护士:着装整洁,洗手、戴口罩
	• 用物:备齐,放置合理
	• 环境:清洁、宽敞、安静、私密
核对解释	• 备齐用物携至床旁,核对并解释大量不保留灌肠的目的和方法
安置体位	• 协助病人取左侧卧位,双膝屈曲,不能自我控制排便的病人取仰卧位,将病人的裤子褪至膝部,臀部移至床沿
	• 病人臀下垫橡胶单和治疗巾,弯盘放置在病人臀边,盖好被盖,暴露臀部
灌肠	• 将灌肠筒挂于输液架上,筒内液面高于肛门约40~60cm
	• 连接肛管,润滑肛管前段,排尽管内气体,夹管
	• 左手用卫生纸垫在肛门下,分开肛门,暴露肛门口,嘱病人深呼吸,右手将肛管轻轻插入直肠7~10cm
	• 固定肛管,开放肛管,让液体缓缓流入大肠
	• 密切观察筒内液面下降情况、病人的情况
	• 灌肠液即将流尽时夹管,用卫生纸包裹肛管轻轻拔出,将肛管放入弯盘内,擦净肛门
清洁整理	• 协助病人取舒适的卧位,嘱其尽量保留5~10分钟后再排便
	• 排便后擦净肛门,协助病人穿好裤子,整理好床单位,开窗通风
观察记录	• 观察大便性状,必要时留取标本送检
	• 清理用物
	• 洗手,在体温单上大便栏目处记录灌肠结果

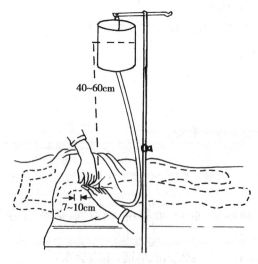

图8-4　大量不保留灌肠示意图

2. 注意事项

（1）灌肠溶液一般为 39~41℃、降温时为 28~32℃、中暑用 4℃。

（2）肝性脑病病人禁用肥皂水灌肠、充血性心力衰竭和水钠潴留病人禁用生理盐水灌肠、急腹症消化道出血、妊娠病人禁用灌肠。

（3）伤寒病人灌肠筒内液面不得高于肛门 30cm，灌肠液不得超过 500ml。

（4）降温灌肠要保留 30 分钟，排便后 30 分钟测量体温。

四、小量不保留灌肠

（一）目的

1. 软化粪便，解除便秘。

2. 减轻腹胀。

（二）用物

1. 治疗盘　量杯、小容量灌肠筒、肛管、温开水 5~10ml、止血钳、润滑剂。

2. 治疗车　治疗盘、卫生纸、弯盘、橡胶单、便盆、便盆巾。

3. 灌肠溶液　"1、2、3"溶液（50% 硫酸镁 30ml+甘油 60ml+温开水 90ml）、甘油或液状石蜡 50ml+温开水 50ml。

4. 屏风。

（三）实施

1. 小量不保留灌肠操作流程与方法　见表 8-7，图 8-5。

表 8-7　小量不保留灌肠

操作流程	操作方法
准备	• 病人：了解操作目的，愿意配合
	• 护士：着装整洁，洗手、戴口罩
	• 用物：备齐，放置合理
	• 环境：清洁、宽敞、安静、私密
核对解释	• 备齐用物携至床旁，核对并解释小量不保留灌肠的目的和方法
安置体位	• 协助病人取左侧卧位，双膝屈曲，将病人的裤子褪至膝部，臀部移至床沿
	• 病人臀下垫橡胶单和治疗巾，弯盘放置在病人臀边，盖好被盖，暴露臀部
灌肠	• 将灌肠筒挂于输液架上，连接肛管，润滑肛管前段，排尽管内气体，夹管
	• 左手用卫生纸垫在肛门下，分开肛门，暴露肛门口，嘱病人深呼吸，右手将肛管轻轻插入直肠 7~10cm
	• 固定肛管，开放肛管，让液体缓缓流入大肠
	• 密切观察筒内液面下降情况、病人的情况
	• 灌肠液流尽后注入温开水 5~10ml，抬高肛管尾端，使液体全部流入病人体内
	• 血管钳夹闭肛管，用卫生纸包裹肛管轻轻拔出，放入弯盘内，擦净肛门
清洁整理	• 协助病人取舒适的卧位，嘱其尽量保留 10~20 分钟后再排便
	• 排便后擦净肛门，协助病人穿好裤子，整理好床单位，开窗通风
观察记录	• 洗手，在体温单上大便栏目处记录灌肠结果

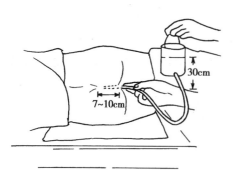

图 8-5 小量不保留灌肠示意图

2. 注意事项

（1）小量不保留灌肠适用于腹部或盆腔手术后的病人、危重病人、年老体弱的病人、小儿、孕妇等。

（2）灌肠溶液一般为 38℃。

（3）注入液体的速度不要太快，以免发生排便反射。

（4）用小容量灌肠筒，液面距离肛门高度不得超过 30cm。

五、保留灌肠

（一）目的

1. 镇静
2. 催眠
3. 治疗肠道感染

（二）用物

1. 治疗盘　小容量灌肠筒、量杯、20 号以下的肛管、温开水 5 ~ 10ml，灌肠液、止血钳、润滑剂、棉签。

2. 治疗车　治疗盘、弯盘、卫生纸、橡胶单、治疗巾。

3. 灌肠液　10% 水合氯醛（镇静）、2% 小檗碱（肠道抗感染），0.5% ~ 1% 新霉素或其他抗生素溶液（肠道抗感染）。

4. 屏风。

（三）实施

1. 保留灌肠操作流程与方法　见表 8-8。

表 8-8　保留灌肠

操作流程	操作方法
准备	• 病人：了解操作目的，愿意配合
	• 护士：着装整洁，洗手、戴口罩
	• 用物：备齐，放置合理
	• 环境：清洁、宽敞、安静、私密
核对解释	• 备齐用物携至床旁，核对并解释保留灌肠的目的和方法
安置体位	• 慢性细菌性痢疾取左侧卧位，阿米巴痢疾取右侧卧位，褪下病人裤腿
	• 抬高病人臀部 10cm，臀下垫橡胶单和治疗巾，弯盘放置在病人臀边，盖好被盖，暴露臀部
灌肠	• 将灌肠筒挂于输液架上，连接肛管，润滑肛管前段，排尽管内气体，夹管
	• 左手用卫生纸垫在肛门下，分开肛门，暴露肛门口，嘱病人深呼吸，右手将肛管轻轻插入直肠 15 ~ 20cm
	• 固定肛管，开放肛管，让液体缓缓流入大肠
	• 密切观察筒内液面下降情况、病人的情况
	• 灌肠液流尽后用血管钳夹闭肛管，用卫生纸包裹肛管轻轻拔出，放入弯盘内，擦净肛门

续表

操作流程	操作方法
清洁整理	● 协助病人取舒适的卧位,嘱其尽量保留药液 1 小时以上
	● 排便后擦净肛门,协助病人穿好裤子,整理好床单位,开窗通风
观察记录	● 洗手,在体温单上大便栏目处记录灌肠结果

2. 注意事项

（1） 灌肠溶液一般为 38℃。

（2） 为保留药液必须要满足肛管细、插入深、注药慢、药量少的特点。

（3） 液面距离肛门高度不得超过 30cm。

 考点提示

人 工 肛 门

人工肛门是指从自然肛门以外部位排便的总称。通常将结肠或小肠经腹壁造口,使粪便改道排出,腹壁人工肛门。

护理要点:①病人从心理上要接受既成的事实,要认识到人工肛门是疾病治疗的一个组成部分,认识到通过正确的护理与保养,带着人工肛门依然能够恢复正常的生活及工作。②每天扩张人工肛门,防止发生人工肛门狭窄和肠梗阻。可自备石蜡油及医用橡胶手套,病人或家属用沾液状石蜡的小指缓缓伸入人工肛门中,停留 1 分钟,然后换示指缓缓伸入人工肛门,停留 1 分钟,切忌暴力伸入。③适量食用绿叶蔬菜,增加大便的量,可起到从内部扩张人工肛门的作用,同时,粗纤维食物可促进大便成形,促使规律排便,有利于护理。④更换人工肛门袋时需要温水轻擦,然后可涂擦锌氧油或人工肛门保护粉护理皮肤。

 本章小结

本章介绍了排尿和排便的相关护理知识。面对排尿异常或是排便异常的病人,我们需要快速判断,及时处理,帮助病人解除病痛。

（郇　倩）

目标测试

A1 型题

1. 无尿指 24 小时尿量少于

    A. 1000ml   B. 800ml   C. 600ml

    D. 400ml   E. 100ml

2. 尿失禁病人的护理不妥的是

    A. 给予病人安慰与鼓励   B. 控制饮水,减少尿量

    C. 给予留置导尿   D. 指导病人锻炼盆底部肌肉

E. 做好皮肤护理防止压疮

3. 为女性病人导尿,初次消毒的顺序是

    A. 由上至下,由外向内   B. 由上至下,由内向外

    C. 由下至上,由外向内   D. 由下至上,由内向外

    E. 由尿道口至周围

4. 上消化道出血病人粪便呈

    A. 暗红色便   B. 鲜红色便   C. 柏油样便

    D. 陶土色便   E. 果酱样便

5. 不需要大量不保留灌肠的是

    A. 解除便秘   B. 取便化验   C. 清除毒物

    D. 分娩前准备   E. 高热降温

第九章 药物治疗与过敏试验

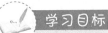

1. 具有慎独、严谨的工作态度,能严格执行查对制度和无菌操作,保证安全有效的给药,运用沟通技巧,关心爱护病人,并预防针刺伤。
2. 掌握药物的保管原则,给药的原则,注射原则和药物过敏性休克的抢救。
3. 能熟练掌握口服给药、雾化吸入,各种注射法和常用药物皮试液的配制。

案例

张女士,女,56 岁,因 COPD 入院,入院查体:病人主诉:胸闷、咳嗽、咳痰一周,生命体征,T 39.5℃,BP 150/88mmHg,P 90 次/分钟,R 20 次/分钟,医嘱:庆大霉素+氨茶碱雾化吸入,0.9% NS 250ml+青霉素 480 万 U ivgtt qd。

请问:1. 如何进行超声雾化吸入?
2. 如何进行青霉素皮试液的配置?
3. 青霉素过敏性休克该如何进行抢救?

给药是用于维护病人健康、治疗疾病的基本方法。在临床康复护理工作中,康复护理人员是给药的直接执行者,为了保证合理、准确、安全、有效地给药,康复护理人员必须了解药理学的相关知识,掌握正确的给药方法和技术,正确评估病人用药后的疗效和反应,指导病人合理用药,防止和减少不良反应;并做好药品的管理工作,确保临床用药安全、有效。

第一节 各种给药方法

一、概述

(一)药物保管的原则

1. 药柜应放在通风、干燥、光线明亮处,并避免阳光直射。保持药柜的整洁,由专人负责,定期检查药品的质量,以确保安全。

2. 按内服、外用、注射、剧毒药等分类保管。并按有效期的先后顺序进行排列,以防失效。明显标记贵重药、麻醉药、剧毒药,加锁保管,每班交接。个人专用的特殊药物应单独存放,并注明床号、姓名。

111

3. 药瓶上应贴有明显标签,注明药名(中、英文对照)、浓度、剂量。内服药标签边为蓝色,外用药标签边为红色,剧毒药标签边为黑色。

4. 药物要定期检查,发现药物如有沉淀、浑浊、异味、变色、潮解、霉变及标签脱落、难以辨认等现象,应立即停止使用。

5. 根据药物的性质采取相应的保管方法。

(1) 易挥发、潮解或风化的药物:如乙醇、过氧乙酸、碘酊、糖衣片、干酵母等,须装瓶密闭保存。

(2) 易被热破坏的生物制品、抗生素:如抗毒血清、疫苗、胎盘球蛋白、青霉素皮试液等,须放置在冰箱(冷藏 2 ~ 10℃)保存。

(3) 易燃、易爆的药物:如乙醚、乙醇、环氧乙烷等,应单独存放于阴凉处,远离明火及各种电器,并有明显警示说明。

(4) 易氧化和遇光变质的药物:如维生素 C、氨茶碱、盐酸肾上腺素等,应装在有色瓶中或放在黑纸遮光的纸盒内,置于阴凉处。

(5) 易过期的药物:如各种抗生素、胰岛素等,应定期检查,按有效期时限的先后,有计划地使用,避免浪费。

(6) 各类中药:置于阴凉干燥处,芳香性药品应密盖保存。

(二) 药物的治疗原则

1. 遵医嘱给药　给药属于依赖性的护理操作,必须严格根据医嘱给药,对有疑问的医嘱,应及时向医生提出,不可盲目执行,也不得擅自更改医嘱。

2. 严格执行查对制度　认真做到"三查八对一注意",才能达到"五个准确",即将准确的药物,按准确的剂量,用准确的方法,在准确的时间,给予准确的病人。三查:第一次是在备药前认真核对,即操作前查;第二次是在即将为病人实施给药前再次查对,即操作中查;第三次是在给药结束后立即查对,即操作后查。八对:对姓名、床号、药名、浓度、剂量、有效期、方法、时间。一注意:注意观察药物疗效和不良反应。

3. 安全正确给药

(1) 掌握给药的剂量、时间、方法和具体的操作技术,药物要现配现用。

(2) 与病人进行有效的沟通,做好用药指导。

(3) 对易发生过敏反应的药物,使用前应了解过敏反应史,做过敏试验,结果阴性方可使用,在用药过程中应加强观察。

(4) 两种或两种以上药物联合使用时,注意药物的配伍禁忌。

二、口服给药法

口服给药法是药物经口服后被胃肠道吸收入血,从而发挥局部或全身的治疗作用,它是临床上最常用,最方便,经济又安全的给药方法,但口服给药吸收慢,不适用于急救、意识不清,呕吐不止,禁食等病人。

(一) 目的

减轻症状、协助诊断、治疗和预防疾病。

(二) 用物

各种药物、药盘或药车、服药本、医嘱本、药杯、量杯、药匙、滴管、研钵、湿纱布、治疗巾、饮水管、温开水、速干手消毒液。

（三）实施

操作流程与方法见表9-1。

表9-1 口服给药术

操作流程	操作方法
备药	• 根据服药本查看药柜的药物是否齐全,及时添加药柜药物
	• 洗手,戴口罩,备齐用物
	• 依床号、姓名填写小药卡,按顺序插入药盘内,放好药杯
	• 依据不同药物剂型采取不同的取药方法
	• **固体药**(片剂、胶囊等):一只手持药瓶、瓶签朝向自己(核对),另一只手用药匙取出所需药量,放入药杯(核对),将药瓶放回药柜(核对)
	• **液体药**:先检查药物性质,将药液摇匀,打开瓶盖(核对),将瓶盖内面朝上放置,一手将药瓶有标签的一面朝手心(标签向上,防止倒药液时沾污标签),另一只手持量杯,拇指置于所需刻度,举起量杯,使所需刻度和视线平,倒药液至所需刻度处,将药液倒入药杯(核对)。药液不足1ml或油剂,用滴管吸取所需药液量,滴管尖与药液水平面成45°,将药液滴入盛有少量温开水或面包的药杯中。用湿纱布擦净瓶口和瓶颈,将药瓶放回药柜原处(核对)。更换药液品种时,洗净量杯。准备好药物后,将物品放回原处,并再核对一遍。
严格查对	• 严格执行查对制度
	• 一个病人的药摆好后,再摆第2个病人的药
	• 先备固体药,再配液体药(水剂或油剂)
	• 粉剂、含化片用纸包好,放入药杯
	• 单一剂量包装药品,则在发药给病人时才拆开包装
	• 另一护士核对服药本上每个病人的药物
	• 需要时碾碎药物
发药(病房)	• 洗手,携带服药本,备温开水,在合适的时间送药至病人床前
核对解释	• 核对姓名、床号及药名、剂量、浓度、方法、时间
	• 应让病人自己说出姓名,佩戴腕带者可核对腕带,以确认病人
协助服药	• 协助病人坐起,向病人解释服药的目的、作用及注意事项
	• 倒温开水,发药给病人,视病人服下方可离开
	• 宜40~60℃温开水服药,不用茶、牛奶、果汁替代
	• 根据药物特性进行用药指导
	• 逐个发药,每次只发一位病人的药物,以免发生错误
	• 药杯放回时再次查对
消毒整理	• 协助病人取舒适卧位,整理床单位
	• 药杯收回浸泡消毒后清洗,消毒备用
	• 洗手、脱口罩,记录
	• 随时评价病人用药后的反应,出现异常及时通知医生

（四）注意事项

1. 严格执行查对制度,确保病人用药安全。

2. 发药前　了解病人所服药物的作用、不良反应以及某些药物服用的特殊要求,如病人不在或因特殊检查或行手术需禁食者,暂不发药,应将药物带回治疗室并严格交班。

3. 发药时　如病人有疑问,应重新核对,确认无误后,耐心解释,再给病人服下。

4. 发药后　随时观察药物疗效及不良反应,如有异常情况及时和医生联系,酌情处理。

三、吸入给药法

吸入给药法是将药液通过雾化装置变成细小的气雾、粉粒,由肺泡毛细血管网迅速吸收药物。常用的雾化器有超声雾化器和氧气雾化器。这里主要介绍超声雾化吸入法,其特点是利用超声波声能产生高频振荡,将药液变成细微雾滴（直径<5μm）,达到终末支气管和肺泡,并带有一定温度,治疗效果好。

（一）目的

1. 湿化气道,稀释和松解黏稠的分泌物。

2. 解除支气管痉挛。

3. 减轻呼吸道炎症反应,控制呼吸道感染。

4. 治疗肺癌。

（二）用物

1. 超声雾化吸入器（图9-1）、弯盘、冷蒸馏水、水温计、灭菌生理盐水。

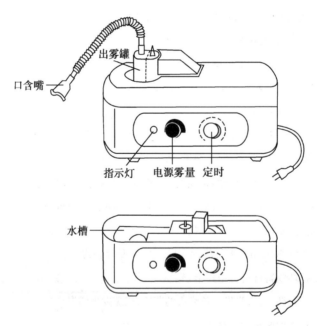

图9-1　超声雾化吸乳器

2. 常用药物及作用

（1）控制呼吸道感染、消除炎症:庆大霉素、卡拉霉素等抗生素。

（2）解除支气管痉挛:氨茶碱、沙丁胺醇等平喘药。

（3）稀释痰液、帮助祛痰：α 糜蛋白酶、沐舒坦等祛痰药。

（4）减轻呼吸道黏膜水肿：地塞米松等糖皮质激素。

（三）实施

操作流程与方法见表9-2。

表9-2　超声雾化吸入术

操作流程	操作方法
准备 （治疗室）	• 病人：了解操作目的，愿意配合 • 护士：着装整洁，洗手、戴口罩 • 用物：备齐，生理盐水稀释药物至 30ml，注入药物雾化器内。水槽内倒冷开水至刻度 • 环境：清洁、宽敞
核对解释	• 查对床号、姓名、药名等 • 评估病人一般情况、合作程度等 • 向病人解释目的、配合方法和注意问题 • 询问病人有无特殊需要，协助病人取舒适体位，协助漱口，清洁口腔
连接装置	• 连接管道和电源 • 开电源开关，预热 3~5 分钟，启动雾化开关
雾化吸入	• 将口含嘴放入病人口中（或将面罩罩在病人的口鼻上），嘱其禁闭嘴唇深吸气，时间 15~20 分钟
整理记录	• 治疗毕，取下口含嘴或面罩，先关雾化开关，再关电源开关 • 协助病人擦净面部，漱口，取舒适体位 • 整理用物，消毒口含嘴和雾化管道 • 观察、记录治疗效果

（四）注意事项

1. 使用前，检查机器各部分有无松动、脱落等异常情况，机器和雾化罐编号要一致。

2. 水槽底部的晶体换能器和雾化罐底部的透声膜薄而质脆，安放时动作要轻，以免破损。

3. 水槽和雾化罐中切忌加温水或热水，如水槽内水温超过 50℃，应关机换冷蒸馏水。

4. 当雾化罐内药液过少，不影响正常雾化时，可从盖上小孔内加入药液，不必关机。

5. 超声波雾化吸入器连接使用时，中间需间隙 30 分钟。

四、注射给药法

注射术是将一定量的无菌药液或生物制品用无菌注射器注入体内，使其达到预防、诊断、治疗目的的技术。

（一）注射原则

1. **严格执行查对制度**　严格执行"三查八对"，确保药物准确无误给予病人。仔细检查药物质量，发现药物有变质、沉淀、浑浊，药物超过有效期，安瓿、密闭瓶有裂痕，密闭瓶盖有松动等现象，则不能使用。需要同时注射几种药物，注意药物配伍禁忌。

2. **严格遵守无菌操作原则**　注射部位按要求进行消毒。常规消毒方法是：用棉签蘸 0.5% 碘伏，以注射点为中心，由内向外螺旋式旋转涂擦 2 遍，直径在 5cm 以上。待干后方可注射。

3. **严格执行消毒隔离制度** 注射时,要做到一人一副注射器、一人一根止血带、一人一个垫枕,一人一治疗巾,所有用过物品均应先消毒再处理。

4. **选择合适的注射器及针头** 护理人员应当为不同的注射途径选择恰当的注射器和针头。选择注射器和针头时要考虑的因素有药液量、黏稠度或刺激性的强弱、给药途径、病人的年龄、身高、体重和注射部位。一般药物黏稠度大,则需较粗针头,刺激性强的药物需要深部注射,需用针梗较长的针头;另外,还需检查针头是否锐利,有无弯曲和钩;针头与注射器连接是否紧密。如果使用一次性的注射器还需检查包装是否密封,并注意检查有效期或失效期。

5. **选择合适的注射部位** 注射部位应避开神经、骨骼、血管,切勿在有炎症、皮肤擦伤、瘙痒、触痛、水肿、硬结、瘢痕等处进针。对需长期进行注射的病人,应经常更换注射部位,以保护组织。静脉注射给药时注意保护血管,选择血管应从远心端逐渐向近心端。

6. **注射药液现配现用** 药液应现配现用,如放置时间过长,药物易被污染或药物效价会降低。

7. **排尽空气** 注射前,应排尽注射器内空气,尤其是静脉给药,以免空气进入血管形成空气栓塞。排气时,也应防止药液的浪费。

8. **检查回血** 进针后应抽动活塞,检查有无回血。皮下、皮内或肌内注射时,如有回血,则需拔出针头,更换药物和注射器,更换部位重新注射,切不可将药液注入血管中。动、静脉注射必须见有回血后方可注入药液。

9. **掌握无痛技术**

(1)与病人交谈分散病人的注意力;指导并协助病人采取适当体位,以消除肌肉紧张。

(2)注射时绷紧皮肤,进针和拔针时速度快以减少肌肉牵拉。进针后保持针头固定不动,匀速缓慢地推注药液。"二快一慢",进针、拔针快,推药液慢。

(3)连续注射多种药物时,先注射刺激性弱的药物,再注射刺激性强的药物,刺激性强的药物需要深部肌内注射,应选择锋利的、针梗较长的针头。

(二)注射用物

1. **注射盘** 无菌持物镊(浸泡于盛有消毒液的不锈钢泡镊杯内)、皮肤消毒液(2%碘酊、75%乙醇或安尔碘、碘伏,放于三瓶架上)、砂轮、开瓶器、棉签、弯盘、静脉注射加止血带和塑料小枕。

2. **注射器** 注射器(图9-2)的结构包括三个部分:乳头,是注射器与针头的连接部;空筒,容纳药液,标有刻度;活塞,在空筒内部,可分为活塞体、活塞轴、活塞柄。使用时应避免任何非无菌物品触碰注射器的乳头、空筒内壁、活塞体,针头的针尖、针梗和针栓内壁,护理人员只允许触摸注射器的空筒外壁、针栓外壁和活塞柄。

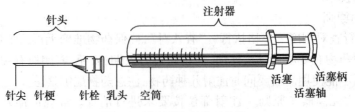

图9-2 注射器和针头的构造

（三）药液抽吸术

1. 目的　为注射准备药液。

2. 用物　安瓿、密闭瓶、稀释液、无菌棉签、注射器、针头、用药卡、医嘱本、消毒液、启瓶器、砂轮。

3. 实施　操作流程与方法见表9-3。

表9-3　药液抽吸术

操作流程	操作方法
准备	<ul><li>护士：着装整洁,洗手、戴口罩</li><li>用物：遵医嘱查看所需要用物是否备齐,检查有效期</li><li>环境：清洁、宽敞、清洁操作台面</li></ul>
检查核对	<ul><li>按医嘱查对包装、药名、药物质量和有效期</li><li>第二人再查对</li></ul>
铺无菌盘	<ul><li>在治疗盘内铺无菌巾</li></ul>
从安瓿中吸取药液	
锯安瓿	<ul><li>将安瓿垂直持于手中,手指轻弹安瓿颈部上端,药液弹至体部(图9-3)</li><li>用棉签蘸安尔碘消毒安瓿颈部和砂轮</li></ul>
折安瓿	<ul><li>在安瓿颈部划一锯痕,常规消毒安瓿颈部,擦去玻璃</li></ul>
抽吸药液	<ul><li>用无菌纱布包裹颈部,折断安瓿</li><li>选择合适的注射器和针头,并检查</li><li>从小安瓿中吸取药液时,用左手示指和中指夹紧安瓿,取下针帽,将针头置入安瓿药液中,斜面向下并保持针尖在液面上,左手拇指和无名指固定针栓,右手持活塞柄拉动注射器活塞吸药(图9-4)</li><li>从大安瓿中吸取药液时,左手拇指和示指持大安瓿,大鱼际肌和其余三指固定针筒,保持针尖斜面向下并在液面下。右手持注射器活塞柄拉动活塞吸取所需要药液(图9-5)</li></ul>
从装有液体药物的密闭瓶中吸取药液	
启盖消毒	<ul><li>打开密闭瓶上的金属或塑料盖,常规消毒瓶塞,待干</li></ul>
取注射器	<ul><li>选择合适的注射器和针头,并检查</li></ul>
夹瓶	<ul><li>小密封瓶以小安瓿法夹持瓶颈</li><li>大密封瓶以大安瓿法夹持瓶颈</li></ul>
注等量空气	<ul><li>用注射器抽取需药液等量的空气</li><li>将注射器针头刺入瓶塞内,推注空气</li></ul>
抽药	<ul><li>倒转药液瓶及注射器,使针尖斜面在液面下,右手抽活塞吸药至需要量或吸尽(密封瓶朝下)(图9-6)</li></ul>
固定拔针	<ul><li>以右手示指固定针栓</li><li>拔出针头</li></ul>
从装有粉剂药物的密闭瓶中吸取药液	
启盖消毒	<ul><li>打开药液和溶剂瓶的金属或塑料盖;常规消毒瓶塞</li></ul>
吸取溶剂	<ul><li>根据上述的从密闭瓶中吸取药液法吸取规定量的溶剂</li></ul>
注入密封瓶	<ul><li>将溶剂注入粉剂药物密闭瓶中,拔出针头</li></ul>

续表

操作流程	操作方法
溶解	• 使药物充分溶解,可以在两手掌间搓动密闭瓶,勿摇晃
抽吸药液	• 抽取药液,步骤同从密封瓶中吸取药液
排尽空气	• 将注射器针头向上,使乳头位于最高点,轻拉活塞使针梗内药液进入注射器内,并使气泡集中于乳头处,轻推活塞,排尽空气
	• 排气时注意不要排出药液
保持无菌	• 将护针套或密封瓶套在针头上
	• 再次核对后,放入无菌巾内备用
	• 保留空安瓿和密闭瓶以备查对

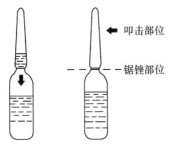

图 9-3 安瓿使用前处理

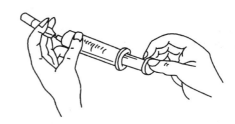

图 9-4 自小安瓿内吸取药液

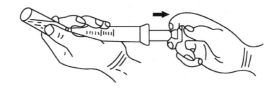

图 9-5 自大安瓿内吸取药液

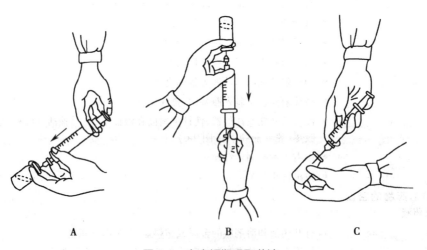

A   B   C

图 9-6 自密闭瓶吸取药液

（四）皮内注射法

皮内注射法(ID)是将少量药液注入表皮和真皮之间的方法。

1. 目的

（1）用于药物过敏试验。

（2）预防接种。

（3）局部麻醉的起始步骤。

2. 部位

（1）前臂掌侧下段，用于药物过敏试验。

（2）三角肌下缘，预防接种。

（3）实施局部麻醉处，局部麻醉的起始步骤。

3. 用物 治疗盘、无菌镊子及缸、75%乙醇、1ml注射器、医嘱用物、砂轮、启瓶器、用药卡、洗手毛巾、无菌棉签、污物桶。

4. 实施 操作流程与方法见表9-4。

表9-4 皮内注射

操作流程	操作方法
准备 （治疗室）	• 病人：了解操作目的，愿意配合 • 护士：着装整洁，洗手、戴口罩 • 用物：遵医嘱查看所需要用物是否备齐，检查有效期，二人再核对 • 环境：清洁、宽敞、清洁操作台面
备药	• 铺无菌巾于注射盘内，遵医嘱抽取适量药液，排气，针尖套保护套或空安瓿，放入无菌巾内备用
评估解释 （病房）	• 评估病人病情、用药等情况，皮试还要询问三史（用药史、过敏史、家族史） • 向病人解释目的和注意问题
查对	• 查对床号、姓名、药名、浓度、剂量、给药时间、给药方法
选择定位	• 根据用药目的选择合适的注射部位
消毒皮肤	• 用75%乙醇棉签消毒注射部位皮肤
绷皮穿刺	• 再次核对，排尽注射器内的空气，左手绷紧穿刺点周围皮肤，右手平执注射器（图9-7），与皮肤成5°角，针尖斜面向上进针，针尖刺入直至针尖斜面完全进入皮内，放平注射器（图9-8）
固定注药	• 左手拇指固定针栓，右手缓慢推注药液约0.1ml，使局部形成皮丘
拔针观察	• 与以进针角度相同的角度快速拔针 • 记录时间，交代病人注意事项
整理记录	• 再次核对，整理用物 • 20分钟后观察并记录试验结果，进行相应处理 • 若需做对照试验，用另一注射器及针头，在另一侧相同部位注0.1ml生理盐水

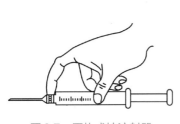

图 9-7　平执式持注射器

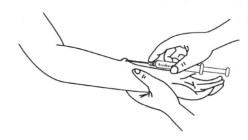

图 9-8　皮内注射

5. 注意事项

（1）询问用药过敏史，如有该药物有过敏史，则不能作皮试，并报告医生。

（2）忌用碘酊消毒皮肤，以免脱碘不彻底，影响局部反应的观察与判断，而且容易与碘过敏反应相混淆。

（3）严格掌握进针角度，以免药物注入皮下。

（五）皮下注射法

皮下注射法（H）是将少量药液注入皮下组织的方法。

1. 目的

（1）需在一定时间内产生药效，而不宜口服给药时。

（2）预防接种。

（3）局部麻醉用药。

2. 部位　常用的皮下注射部位有上臂三角肌下缘、下腹壁、大腿前外侧，其他部位包括后背肩胛区、臀部上方。选择注射部位时应避开伤痕、骨突起部和深层有大的肌肉或神经的部位（图 9-9）。

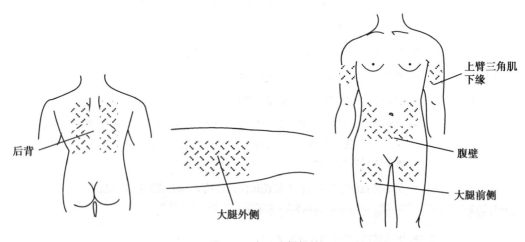

图 9-9　皮下注射部位

3. 用物　治疗盘、无菌镊子及缸、常规皮肤消毒液、1～3ml 注射器、5½号针头或 6 号针头、医嘱用药、砂轮、启瓶器、用药卡、洗手毛巾、无菌棉签、污物桶。

4. 实施　操作流程与方法见表 9-5。

表9-5 皮下注射

操作流程	操作方法
准备 （治疗室）	• 病人:了解操作目的,愿意配合 • 护士:着装整洁,洗手、戴口罩 • 用物:遵医嘱查看所需要用物是否备齐,检查有效期,二人再核对 • 环境:清洁、宽敞、清洁操作台面
备药	• 铺无菌巾于注射盘内,遵医嘱抽取适量药液,排气,针尖套保护套或空安瓿,放入无菌巾内备用
评估解释	• 评估病人病情、用药、配合程度等情况 • 向病人解释目的和注意事项
查对	• 查对床号、姓名、药名、浓度、剂量、给药时间、给药方法
选择定位	• 根据用药目的选择合适的体位和注射部位 • 长期注射者需制订注射部位更换计划
消毒皮肤	• 常规消毒注射部位皮肤 • 再次排尽注射器内空气
绷皮穿刺	• 左手绷紧皮肤,右手平执式注射器,针尖斜面向上,与皮肤成30°~40°快速刺入皮下,进入针梗长的1/2或2/3(图9-10)
固定注药	• 右手拇指固定注射器,左手抽吸无回血后,缓慢推注药液
拔针按压	• 注射完毕,用干棉签轻压针刺处,快速拔针后,按压片刻 • 再次核对,观察病人反应,询问病人感受
整理记录	• 协助病人取舒适卧位,整理床单位 • 正确处理注射用物,洗手,必要时记录

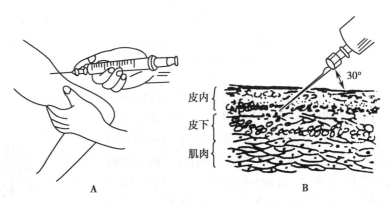

图9-10 皮下注射

5. 注意事项

（1）持针时,右手示指固定针栓,不可触及针梗,避免污染。

（2）针头与皮肤的进针角度不宜超过45°角,以免刺入肌层。

（3）注射剂量少于1ml时,应选用1ml注射器,保证准确的注射剂量。

（4）需要长期皮下注射的病人,可采取有计划地循环注射部位,避免局部产生硬结,确保药物吸收,如糖尿病病人。

（5）刺激性强的药物,不宜作皮下注射。

（六）肌内注射法

肌内注射法(IM)是将一定量药液注入肌肉组织的方法。

1. 目的

（1）需要在一定时间内产生药效,而药物不能或不宜口服时;

（2）注射刺激性较强或药量较大的药物;

（3）需要快速发生疗效而药物不宜静脉注射时。

2. 部位 选择部位的总原则是选择肌肉肥厚,深部无大的血管、骨骼和神经走形、表面无炎症、破溃、肿胀的部位。常用部位有臀大肌、臀中肌、臀小肌、股外侧肌和三角肌。

（1）臀大肌:臀大肌是传统中最常用的注射部位,其深部有坐骨神经和血管走行。确定其注射部位有两种方法(图9-11):①十字法:过臀裂顶点向左或右划一条水平线,再过髂嵴最高点划一条垂直线,将臀部分成四个象限,外上象限并避开内角是注射区;②连线法:从髂前上棘到尾骨划一条连线,该线的外上1/3处为注射部位。臀部肌肉是在行走中发育起来的,两岁以下的婴幼儿臀大肌尚未充分发育,不宜使用臀大肌注射。

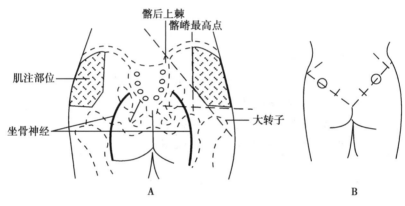

图 9-11 臀大肌注射定位法
A. 十字法;B. 连线法

（2）臀中肌和臀小肌:其深部没有大的血管、神经走形,是成人和幼儿的主要注射部位。臀中肌和臀小肌的定位方法有:①三角定位法(图9-12):操作者将手掌根置于病人的大转子上,腕部与股骨呈直角,示指尖和中指尖分别置于病人的髂前上棘和髂嵴下缘处,髂嵴、示指和中指构成一个三角区,即为注射部位;用左手定位病人的右侧臀部,右手定位病人的左侧臀部;②三横指法:以病人手指宽度为标准,注射部位在髂前上棘外侧三横指处。

（3）股外侧肌:适用于臀部肌肉不发达的婴幼儿注射。定位方法(图 9-13):将大腿前外侧从膝关节上一掌宽(约10cm)到股骨大转子下一掌宽(约 10cm),宽(约 7.5cm)的区域。

（4）三角肌(图9-14):位于上臂外侧,由于大多数的三角

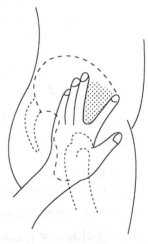

图 9-12 臀中肌、臀小肌注射定位法

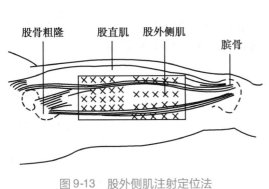

图9-13 股外侧肌注射定位法

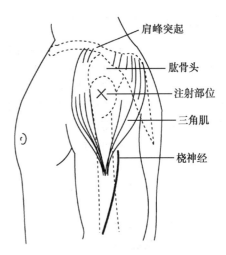

图9-14 上臂三角肌注射定位法

肌发育不好,因此不是常用部位。注射部位在肩峰下2~3横指处。此处肌肉较薄,只能用于小剂量(不超过1ml)或其他部位有绷带或石膏而不宜采用时。

3. 用物 治疗盘、无菌镊子及缸、常规皮肤消毒液、2~5ml注射器、5½号针头或7号针头、医嘱用药、砂轮、启瓶器、用药卡、洗手毛巾、无菌棉签、污物桶。

4. 实施 操作流程与方法见表9-6。

表9-6 肌内注射

操作流程	操 作 方 法
准备 (治疗室)	• 病人:了解操作目的 • 护士:着装整洁,洗手、戴口罩 • 用物:遵医嘱查看所需要用物是否备齐,检查有效期,二人再核对 • 环境:清洁、宽敞、清洁操作台面
备药	• 铺无菌巾于注射盘内,遵医嘱抽取适量药液,排气,针尖套保护套或空安瓿,放入无菌巾内备用
评估解释	• 评估病人病情、用药、配合程度等情况 • 向病人解释目的和注意事项
查对	• 查对床号、姓名、药名、浓度、剂量、给药时间、给药方法
选择定位	• 帮助病人采取恰当体位使肌肉放松。臀大肌:俯卧位,两足尖相对,或侧卧位,下腿弯曲,上腿伸直,放松,在下腿前端,或坐位,凳子稍高些,嘱病人坐稳,放松局部肌肉;臀中肌和臀小肌:俯卧位,下肢放松或侧卧位,下腿弯曲,上腿伸直放松;股外侧肌:仰卧位或坐位;三角肌:坐位或卧位 • 注意保暖 • 结合治疗目的选择注射部位,定位准确(图9-15)
消毒皮肤	• 常规消毒注射部位皮肤,待干 • 再次排尽注射器内空气 • 左手的中指和无名指间夹一干棉签,摘掉针帽
绷皮进针	• 以左手拇指和食指绷紧局部皮肤 • 右手以执笔式持注射器,腕部用力以90°角将针头刺入肌内约针梗长度的2/3

123

续表

操作流程	操作方法
回抽注药	• 进针后,以右手固定针栓及注射器,左手拉活塞柄
	• 抽动活塞,观察有无回血;如有回血,立即拔针,局部按压,更换注射器、针头、药物,更换部位重新注射
	• 确认无回血,缓慢推注药液;同时观察病人的反应
拔针按压	• 药液推尽后,快速拔针,用干棉签轻按针眼,按压并按揉局部
	• 再次核对
整理记录	• 协助病人取舒适体位,整理用物,洗手,做好记录

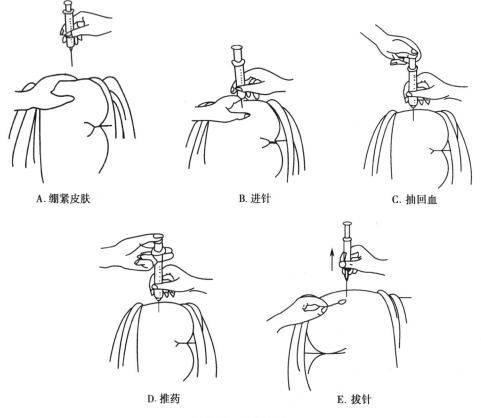

A. 绷紧皮肤　　　　　　B. 进针　　　　　　C. 抽回血

D. 推药　　　　　　E. 拔针

图 9-15　肌内注射

5. 注意事项

（1）注射时切勿将针梗全部刺入,以防针梗从根部衔接处折断,无法取出。若针头折断,应嘱病人保持不动,用止血钳夹住断端取出,如全部进入肌肉,请外科医师诊治。消瘦者及患儿,进针深度应酌浅。

（2）同时注射两种或以上药液时,要注意药物的配伍禁忌。

（3）2 岁以下婴幼儿不宜选用臀大肌注射(婴幼儿臀部肌肉发育不全,注射时容易损伤坐骨神经),宜选用臀中肌、臀小肌注射。

（4）需要长期肌内注射的病人,可有计划采取循环注射部位选择,避免局部产生硬结。

（七）静脉注射法

静脉注射法（IV）是将一定量药液自静脉注入体内的方法。

1. 目的

（1）注射不宜通过其他途径给药的药物。

（2）快速获得药效。

（3）为诊断、检查注入药物，如肝脏、肾脏和胆囊等 X 线检查。

（4）采集血标本。

2. 部位　四肢浅静脉：上肢常选贵要静脉、头静脉、正中静脉、腕部和手背静脉，下肢常选大隐静脉、小隐静脉和足背静脉（图 9-16）。临床上根据病人的年龄、血管情况和用药目的选择不同的血管，一般有以下原则选择血管：

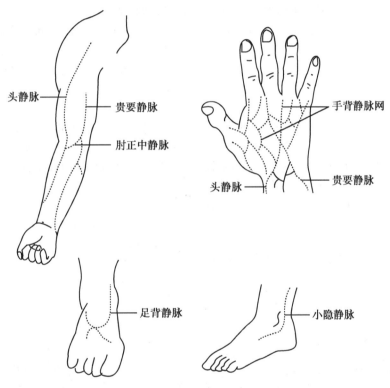

图 9-16　四肢浅静脉

（1）有计划地使用，由远心端开始逐渐向近心端。

（2）尽量使用病人的非主力手。

（3）选择粗直、弹性好、充盈好，不易移动的静脉。

（4）避开关节和静脉瓣部位，避开有弯曲、过度活动、以往穿刺损伤、静脉炎症、局部渗出、有瘢痕的部位。

3. 用物　治疗盘、标本容器、常规皮肤消毒液、止血带、医嘱用药、胶布、用药卡、垫枕、无菌棉签、洗手毛巾、无菌镊子及缸、污物桶、砂轮、启瓶器、无菌手套（必要时）、注射器（根据需要而定）、6～9 号针头、无菌纱布（必要时）。

4. 实施　操作流程与方法见表 9-7。

表 9-7 静脉注射术

操作流程	操作方法
准备 （治疗室）	• 病人：了解操作目的，愿意配合 • 护士：着装整洁，洗手、戴口罩 • 用物：遵医嘱查看所需要用物是否备齐，检查有效期，二人再核对 • 环境：清洁、宽敞、清洁操作台面
配备药物	• 铺无菌巾于注射盘内，遵医嘱抽取适量药液，排气，针尖套保护套或空安瓿，放入无菌巾内备用
评估解释 （病房）	• 评估病人病情、用药、配合程度等情况 • 向病人解释目的和注意事项，询问病人有无特殊需要，协助病人取舒适卧位
查对	• 查对床号、姓名、药名、浓度、剂量、给药时间、给药方法
选择静脉	• 一看：初步选择静脉注射部位，按需要垫软枕 • 二扎：扎止血带，注射部位上方 6cm 处，末端向上，若为上肢嘱病人握拳 • 三摸：以手指探明所选静脉的走向和深浅
消毒皮肤	• 以穿刺点为中心常规消毒，或者安尔碘消毒两遍，待干，消毒直径范围大于 5cm • 再次查对床号、姓名、药名、浓度、剂量、给药时间、给药方法
穿刺静脉	• 接头皮针（需要时），排尽空气 • 左手在穿刺点下方 5cm 处绷紧皮肤，右手持针，针尖斜面向上，针尖指向近心端，与皮肤成 15°～30°角自静脉上方或侧方刺入皮下，再沿静脉潜行刺入静脉（图 9-17） • 见回血，证明针头进入血管，减小进针角度，再沿静脉走行进针少许 • 针头进入静脉会有"落空"感 • 松止血带，嘱病人松拳，固定针头
推药观察	• 缓慢推药（图 9-18）；观察病人的反应，倾听病人的主诉
拔针按压	• 推药闭，用干棉签覆盖针眼，勿用力，快速拔针，随即按压针眼约 2～3 分钟 • 再次核对，协助病人恢复舒适体位
整理记录	• 整理用物，洗手，记录

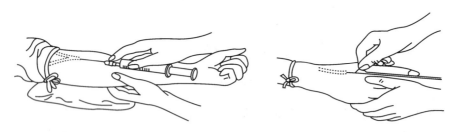

图 9-17 静脉注射进针法

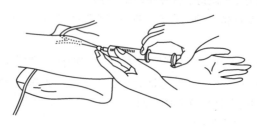

图 9-18 静脉注射推药法

5. 注意事项

（1）静脉注射时,选择粗直、弹性好、不易滑动的静脉。

（2）长期静脉给药者,应计划使用血管,由远心端到近心端选择血管注射,为保护静脉。

（3）根据病情及药物性质,掌握注药速度,并观察病情及局部变化。

（4）注射对组织刺激性强的药物,应行引导注射法。

6. 静脉注射常见失败原因

（1）针头未完全刺入血管内（图 9-19A）：表现为可抽吸到回血,但推注药液局部隆起、疼痛。针头斜面部分在血管内,部分尚在皮下。

（2）针头刺破对侧血管壁（图 9-19B）：表现为抽吸有回血。针头斜面部分在血管内,部分在血管外。

（3）针头穿刺对侧血管壁进入组织深层（图 9-19C）：表现为抽吸无回血,针头刺入过深穿透下面的血管壁。

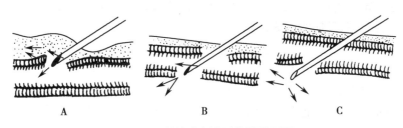

图 9-19　静脉穿刺失败的常见原因

第二节　药物过敏试验

药物既可以防治疾病,也可引起不同程度的过敏反应,甚至发生过敏性休克,如抢救不及时,可危及生命。因此,在使用可能发生过敏反应的药物前,要询问病人的用药史、过敏史、家族史,并做药物过敏试验,防止意外情况的发生。

一、药物过敏反应的特点

药物过敏反应,属于异常的免疫反应,也称变态反应或超敏反应,是由于药物进入人体后作为抗原,刺激机体产生抗体,当人体再次接触同种药物时,抗原抗体发生结合反应,造成组织损伤或生理功能紊乱。药物的过敏反应通常具有以下特点：

1. 一般仅发生于少数人身上,并与药物剂量大小无关。

2. 一般发生于再次用药,不发生于首次用药。

3. 机体从接受药物到形成抗体需要一定的时间,所以过敏反应需要或长或短的潜伏期。

4. 某些药物的过敏反应可以用皮肤试验的方法来测知,但有时皮肤试验也会出现假阴性的结果,可能是剂量太小不足以诱发抗原抗体反应,也可能是皮试前服用了抗过敏的药物。

5. 和正常药理反应或毒性无关。

6. 某些疾病可使药物对机体的致敏性增加。

二、青霉素过敏试验

青霉素具有疗效高、毒性低的特点,临床应用广泛。但青霉素易致过敏反应,其发生率约3%～6%,而且,过敏反应的发生不受年龄、性别、药物的剂型、剂量、给药途径的影响。因此在使用各种剂型的青霉素前都应作过敏试验,试验结果为阴性者方可用药。

(一)青霉素过敏反应的机制

青霉素 G 及其所含有的高分子聚合体、青霉素的降解产物和某些霉菌都属于药物半抗原物质,进入机体,与蛋白质和多肽分子结合而成为全抗原,刺激机体产生特异性的抗体 IgE,由于 IgE 与组织细胞具有特殊的亲和力,故形成的抗体固定在某些组织的肥大细胞上和血液中的白细胞表面,使机体呈致敏状态。当病人再次接触抗原时,抗原与特异性的抗体 IgE 相结合,发生抗原抗体反应,导致细胞破裂,释放组胺等血管活性物质。作用于效应器官上,平滑肌痉挛、毛细血管扩张和通透性增高、腺体分泌增多。由于血管活性物质作用的部位不同及个体差异等原因,病人发生过敏反应的临床表现也是多种多样的。

(二)青霉素过敏反应的临床表现

1. 过敏性休克 是最严重的过敏反应,一般在做青霉素皮试或注射药物后数秒或数分钟内突然发生,有时半小时后才出现,极少量病人发生在连续用药的过程中。

(1)呼吸道衰竭症状:由于喉头水肿和肺水肿,病人表现为呼吸困难、胸闷、气促等。

(2)循环衰竭症状:面色苍白,出冷汗,发绀,脉细弱,血压下降。

(3)中枢神经系统症状:由于脑组织缺血缺氧,病人表现为头晕、烦躁不安、面及四肢麻木、意识丧失,抽搐,大小便失禁等。

(4)皮肤过敏症状:瘙痒、荨麻疹及其他皮疹。

2. 血清病型反应 一般用药后 7～14 天内发生,临床表现和血清病相近,有发热、关节肿痛、皮肤发痒、荨麻疹、全身淋巴结肿大、腹痛等。

3. 各器官或组织的过敏反应

(1)皮肤过敏反应:主要有荨麻疹,严重者可发生剥脱性皮炎。

(2)呼吸道过敏反应:可引起哮喘或促使原有的哮喘发作。

(3)消化系统过敏反应:可引起过敏性紫癜,腹痛和便血为主要症状。

上述症状可单独出现,也可同时存在,通常以呼吸道症状或皮肤瘙痒最早出现,注意倾听病人的主诉。各器官组织过敏反应发生的时间因人而异,血清病型反应一般发生于用药后 14 天内。

(三)青霉素过敏性休克的处理

1. 就地抢救 立即停药,使病人平卧,注意保暖,同时报告医生。

2. 立即应用肾上腺素 即刻皮下注射 0.1% 盐酸肾上腺素 0.5～1.0ml,儿童酌减。如症状不缓解,可每隔半小时皮下或静脉注射 0.5ml,可重复使用,直至脱离危险期。此药是抢救过敏性休克的首选药物,具有收缩血管、增加外周阻力、兴奋心肌、增加心输出量及松弛支气管平滑肌的作用。

3. 纠正缺氧改善呼吸 给予氧气吸入,改善病人缺氧。当心跳、呼吸停止时,应立即心肺复苏。当呼吸受抑制时,应立即口对口人工呼吸,并肌内注射尼可刹米或洛贝林等呼吸兴奋剂。喉头水肿影响呼吸时,应立即准备气管插管或配合施行气管切开术。

4. 抗过敏休克 根据医嘱立即给地塞米松 5～10mg 静脉注射或用氢化可的松 200mg

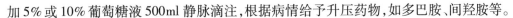

加 5% 或 10% 葡萄糖液 500ml 静脉滴注,根据病情给予升压药物,如多巴胺、间羟胺等。

5. 按医嘱纠正酸中毒和应用抗组胺药物。

6. 密切观察病人病情　密切观察病人的生命体征、尿量及神志的变化,做好病情动态的护理记录。病人未脱离危险期,不宜搬动。

(四)使用青霉素时的注意事项

1. 药物过敏试验前应询问病人的用药史、过敏史和家族史。

2. 首次用药,或停药 3 天后再用者,或更换药物批号,均需作过敏试验。

3. 皮肤过敏试验药液应现配现用,要注意药液的浓度与剂量的准确性。

4. 试验结果阳性者禁止使用青霉素,报告医生,同时在医嘱单、病历、床头卡上,注明青霉素过敏试验阳性反应,并告知病人及其家属。

5. 不宜空腹进行皮肤试验或药物注射。

6. 可疑阳性　试验结果为可疑阳性者,做对照试验。可疑阳性表现为皮丘不扩大,周围有红晕,但直径小于 1cm;或局部皮试结果为阴性,但病人有胸闷、头晕等全身症状。对可疑阳性的病人,应在对侧手臂皮肤相同部位用生理盐水注射液对照试验,如出现同样结果,说明前者不是阳性。务必确定青霉素皮试结果阴性后,才可用药。

7. 加强工作责任心,严格"三查""八对"制度,在注射青霉素之前,做好急救准备工作,如备好盐酸肾上腺素、氧气等。病人注射青霉素之后观察 20 分钟以上,方可离开,以防迟缓性反应的发生。

(五)青霉素过敏试验方法

1. 试验液　皮试液为每毫升含 200~500U 的青霉素 G 等渗盐水,注入皮内 0.1ml(含青霉素 G20~50U)。具体的配制方法如下:

(1)向含有 80 万 U 的密闭瓶内注入生理盐水 4ml,则 1ml 内含 20 万 U。

(2)抽取(1)液体 0.1ml 加生理盐水至 1ml,则 1ml 中含有 2 万 U。

(3)抽取(2)液体 0.1ml 加生理盐水至 1ml,则 1ml 中含有 2000U。

(4)抽取(3)液体 0.25ml 加生理盐水至 1ml,则 1ml 中含有 500U,即为皮试液。

2. 试验方法　于病人前臂掌测下段注射青霉素皮试液 0.1ml,方法同皮内注射法,20 分钟后观察结果。

3. 结果判断

(1)阴性:局部皮丘大小无改变,周围无红肿,无红晕,无自觉症状。

(2)阳性:局部皮丘隆起,出现红晕硬块,直径大于 1cm,或周围出现伪足、有痒感,严重时病人可能出现过敏性休克。

三、头孢菌素(先锋霉素)过敏试验

头孢菌素是一类高效、低毒、应用广的抗生素,过敏反应的机制与青霉素相似。对青霉素过敏的病人中约有 10%~30% 对头孢菌素发生过敏反应,而对头孢菌素过敏者大部分对青霉素过敏。

(一)皮试液配制方法

1. 头孢菌素 0.5g 加生理盐水 2ml,则每毫升含头孢菌素 0.250g。

2. 取(1)溶液 0.2ml,加生理盐水至 1ml,则每毫升溶液含头孢菌素 50mg。

3. 取(2)溶液 0.1ml,加生理盐水至 1ml,则每毫升溶液含头孢菌素 5mg。

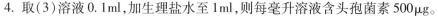

4. 取(3)溶液 0.1ml,加生理盐水至 1ml,则每毫升溶液含头孢菌素 500μg。

（二）试验方法

于病人前臂掌侧下段注射头孢菌素皮试液 0.1ml,方法同皮内注射法,20 分钟后观察结果。

（三）结果判断

同青霉素皮内试验法。

（四）注意事项

1. 凡使用头孢菌素类药物发生过敏性休克者,不得再做过敏试验。

2. 皮试阴性者,用药后仍有发生过敏的可能,故在用药期间应密切观察,遇有过敏的情况,应立即停药并通知医生,处理方法同青霉素过敏。

3. 头孢菌素类药物可致交叉过敏。凡使用某一种头孢菌素有过敏现象者,一般不可再使用其他品种。

4. 如病人对青霉素类过敏,病情又需要使用头孢菌素类药物时,一定要在严密观察下做头孢菌素类药物过敏试验,并做好抗过敏性休克的急救准备。

四、破伤风抗毒素(TAT)过敏试验

用于预防和治疗破伤风,可以控制病情的发展,或作为被动免疫预防注射。TAT 是一种异性蛋白,具有抗原性,注射后可以引起过敏反应。主要表现为发热、速发型或迟缓型血清病,一般反应不严重,但偶有过敏性休克的发生,如抢救不及时可引起死亡。因此用 TAT 前应先做过敏试验。破伤风抗毒素停药超过 1 周者,如再次使用,需重做过敏试验。试验结果阴性者,才可注射剂量一次注入体内。由于 TAT 是一种特异性抗体,无可替代的药物,试验结果阳性者,可以采用脱敏注射方法,并严密观察病人的反应,发现异常,立即采取有效处理措施。

（一）TAT 过敏试验方法

1. 皮试液 TAT 原液为每毫升含 1500U,取原液 0.1ml,加生理盐水至 1ml,则每毫升溶液中含 TAT 150U,即为皮试液。

2. 试验方法 于病人前臂掌侧下段皮内注射 0.1ml(含 TAT 15U)皮试液,20 分钟后观察结果。

3. 结果判断

（1）阴性:局部无红肿,无异常全身反应。

（2）阳性:皮丘红肿,形成硬结,直径大于 1.5cm,红晕范围直径大于 4cm,有时出现伪足或有痒感,全身过敏性反应表现与青霉素过敏反应相似,以血清病型反应多见。

（二）TAT 脱敏注射法

1. 脱敏注射法的机制 当病人的试验结果是阳性时,需将所需 TAT 剂量分批次少量注射入体内。其机制是小剂量抗原进入机体后,同吸附于肥大细胞或嗜碱性粒细胞上的 IgE 结合,使其逐步释放出少量的组胺等活性物质。而机体自身有一种组胺酶释放,它可以使组胺分解,不至于严重损害机体,因此病人可没有临床症状出现。经过短时间内多次小量的连续注射,可使细胞表面的 IgE 抗体大部分甚至全部被结合而消耗掉,最后大量注射 TAT 时不发生过敏反应。但这种脱敏只是暂时的,经过一定时间后,会再次产生 IgE 而重建致敏状态。故日后如再用 TAT,还需重做过敏试验。

2. 脱敏注射的方法 按表9-8的安排,每隔20分钟肌内注射一次,直至完成总剂量注射。在脱敏注射过程中,密切观察病人的反应,如发现病人有面容苍白、气促、发绀、荨麻疹、头晕、心慌等不适或出现过敏性休克,应立即停止注射并配合医生进行抢救。如过敏反应轻微,可以待症状消退后,酌情将剂量减少,注射次数增加,在严密监测下,将脱敏注射顺利完成。

表9-8 TAT脱敏注射法

次数	TAT（ml）	生理盐水（ml）	给药途径
1	0.1ml	0.9ml	IM
2	0.2ml	0.8ml	IM
3	0.3ml	0.7ml	IM
4	剩余量	稀释至1ml	IM

五、链霉素过敏试验法

链霉素主要对革兰阴性细菌及结核杆菌有较强的抗菌作用。由于链霉素本身的毒性作用及所含杂质具有释放组胺的作用,可引起中毒反应和过敏反应,故在使用链霉素前,应做皮肤过敏性试验。

（一）皮试液配制方法

1. 链霉素100万U加生理盐水3.5ml,则每毫升含链霉素25万U。

2. 取1溶液0.1ml,加生理盐水至1ml,则每毫升溶液含链霉素2.5万U。

3. 取2溶液0.1ml,加生理盐水至1ml,则每毫升溶液含链霉素2500U。

（二）试验方法

于病人前臂掌侧下段皮内注射链霉素皮试液0.1ml,20分钟后观察结果。

（三）结果判断

同青霉素皮内试验法。

（四）过敏反应临床表现与急救

链霉素过敏反应临床较少见,其表现同青霉素过敏反应。过敏反应的处理同青霉素法。链霉素毒性反应比链霉素过敏反应更常见、更严重。如出现中毒反应时,可静脉注射葡萄糖酸钙或氯化钙,因为链霉素可与钙离子结合,使毒性症状减轻。

六、氨苄西林、苯唑西林过敏试验法

（一）皮试液配制方法

1. 氨苄西林0.5g加生理盐水2ml,则每毫升含氨苄西林0.25g。

2. 取1溶液0.1ml,加生理盐水至1ml,则每毫升溶液含氨苄西林25mg。

3. 取2溶液0.1ml,加生理盐水至1ml,则每毫升溶液含氨苄西林2.5mg。

4. 取3溶液0.2ml,加生理盐水至1ml,则每毫升溶液含氨苄西林0.5mg。

（二）试验方法、结果判断、注意事项及过敏反应的急救

同青霉素皮内试验法。

七、普鲁卡因过敏试验法

普鲁卡因为一种局部麻醉药,可做浸润麻醉、传导麻醉、腰椎麻醉及硬膜外麻醉。偶可引起过敏反应。当首次因手术或特殊检查需要用普鲁卡因时,须做皮肤过敏试验,结果阴性者方可使用。

普鲁卡因皮内试验方法为:取0.25%的普鲁卡因溶液0.1ml作皮内注射。20分钟后判断反应结果。结果判断和过敏反应的处理同青霉素过敏试验法一致。

八、细胞色素C过敏试验法

细胞色素C是一种细胞呼吸激活剂,常作为组织缺氧治疗的辅助用药。偶见过敏反应的发生,用药前需要做好过敏试验。常用试验方法有两种:

(一)皮内试验

取细胞色素C溶液(每支2ml,内含15mg)0.1ml加生理盐水至1ml,则每毫升含有细胞色素C 0.75mg,皮内注射0.1ml(内含细胞色素C 0.075mg)。20分钟后观察结果。局部发红,直径大于1cm,出现丘疹者为阳性。

(二)划痕试验

在前臂下端内侧,用70%乙醇常规消毒皮肤,取细胞色素C原液1滴,滴于皮肤上,用无菌针头在表皮上划痕两道,长度约0.5cm,深度以微量渗血为宜。20分钟后观察结果。结果判断参考上述皮内试验法。

九、碘剂过敏试验法

临床常用碘化物造影剂作肾脏、胆囊、膀胱、支气管、心血管、脑血管造影。此类药物会可能引起过敏反应的发生。因此凡首次用药者应在做碘造影前1~2天做过敏试验,结果为阴性时方可作碘造影检查。也有少数病人过敏试验为阴性反应,但在注射碘造影剂时仍发生过敏反应,故造影时需做好急救准备。过敏反应的处理同青霉素过敏反应的处理方法。

(一)过敏试验方法

常用的试验方法有三种:

(1)口服法:口服5%~10%碘化钾5ml,每日三次,连服3天,观察结果。

(2)皮内注射法:取碘造影剂0.1ml作皮内注射,20分钟后观察结果。

(3)静脉注射法:取碘造影剂1ml缓慢静注,5~10分钟后观察结果。

在静脉注射造影剂前,必须先行皮内注射法,然后再行静脉注射法,如为阴性,方可进行碘剂造影。

(二)结果判断

(1)口服法:病人出现口麻、头晕、心慌、恶心、呕吐、荨麻疹等症状,则为阳性反应。

(2)皮内注射法:局部有红、肿、硬结,直径超过1cm为阳性反应。

(3)静脉注射法:如有血压、脉搏、呼吸和面色等改变,或有心慌、黏膜水肿、恶心呕吐、荨麻疹及其他不适,即为阳性反应。

考点提示

青霉素过敏性休克的处理方法

青霉素过敏性休克非常严重,护士能及时观察和抢救病人是过敏性休克逆转的关键,固护士要熟练掌握青霉素过敏性休克的处理方法:①立即停药,就地抢救;②首选盐酸肾上腺素注射;③氧气吸入;④根医嘱给药;⑤心肺复苏抢救;⑥密切观察病情。

 本章小结

给药是用于维护病人健康、治疗疾病的基本方法。本章重点讲解了药物的保管原则、药物的治疗原则,详细地介绍了口服给药、雾化吸入和皮内、皮下、肌内、静脉注射的注射方法。四种注射方法从目的、部位、消毒用物、持针手法、进针角度几个方面对比记忆,便于熟练掌握。药物既可以防治疾病,也可引起不同程度的过敏反应,甚至发生过敏性休克。第二节以青霉素过敏为例阐述了产生机制,临床表现,抢救措施,皮试液的配置,结果观察等。

(周凤竹)

目标测试

A1 型题

1. 病人,男,青霉素皮试 3 分钟后出现呼吸困难,面色苍白意识丧失,此时,护士应立即采取的措施
   A. 通知家属 　　　　　 B. 报告医生 　　　　　 C. 送入抢救室
   D. 皮下注射盐酸肾上腺素 　 E. 心肺复苏

2. H 的含义是
   A. 皮下注射 　　　　　 B. 皮内注射 　　　　　 C. 静脉注射
   D. 肌内注射 　　　　　 E. 静脉滴注

3. 护士在给病人发口服药时,病人外出,此时正确的做法是
   A. 等候病人 　　　　　 B. 置于床旁桌上 　　　　 C. 让其他病人转交
   D. 暂缓发药,交接班 　　 E. 不发药

4. 剧毒药物的瓶签上标签颜色是
   A. 红色 　　　　　　　 B. 蓝色 　　　　　　　 C. 黑色
   D. 黄色 　　　　　　　 E. 白色

5. 下列皮试液 1ml 含量错误的是
   A. 青霉素:500U 　　　　 B. 链霉素:2500U 　　　 C. 破伤风:150U
   D. 细胞色素:7.5mg 　　　 E. 普鲁卡因 2.5mg

第十章　静脉输液技术

10章

学习目标

1. 具有严谨的工作态度,能严格执行查对制度和无菌操作,关心爱护病人,并预防针刺伤。
2. 掌握静脉输液的目的,输液反应及护理。
3. 熟悉静脉输液的速度及时间的计算。
4. 能熟练掌握静脉输液的操作方法和注意事项。

案例

　　林某,女,58 岁,因脑梗死急诊送入院,入院查体:病人神志清,失语,左侧肢体活动障碍,BP 150/88mmHg,P 90 次/分钟,R 20 次/分钟,医嘱:0.9% NS 250ml+脑蛋白水解物 2 支 ivggt qd。
　　请问:1. 如何进行静脉输液的操作?
　　　　　2. 输液速度为 50 滴/分钟,需要多长时间滴完?

　　静脉输液是临床上给病人治疗疾病与抢救常用的重要措施之一。在临床康复护理的过程中不可避免地要给护理对象输注各种药物和营养及抢救,这就要求康复护理人员要掌握静脉输液的方法,以确保治疗效果,促进病人早日康复。

　　静脉输液是利用大气压和液体静压的原理,将大量的无菌溶液或药液直接由静脉输入人体内的一种治疗方法。

一、静脉输液目的

1. 补充水分和电解质,以纠正水、电解质紊乱,维持酸碱平衡。
2. 补充营养,供给热能。常用于慢性消耗性疾病、不能经口进食和吸收不良的病人。
3. 输入药物,达到控制感染、治疗疾病的目的。
4. 补充血容量,改善微循环,维持血压。常用于抢救严重烧伤、大出血、休克等病人。
5. 建立静脉通路以备快速给药。

二、常用溶液和作用

(一)晶体溶液

1. 葡萄糖溶液:常用的是 5% 葡萄糖溶液及 10% 葡萄糖溶液,可供给水分和热能。

2. 等渗电解质溶液:供给水分、电解质,常用的有 0.9% 氯化钠、5% 葡萄糖氯化钠、复方氯化钠等溶液。

3. 碱性溶液:可纠正酸中毒,调节酸碱平衡,常用 5% 碳酸氢钠、11.2% 乳酸钠溶液等。

4. 高渗溶液:用于利尿脱水,常用 20% 甘露醇、25% 山梨醇、25% ~50% 葡萄糖等溶液。

(二)胶体溶液

1. 右旋糖酐:常用的溶液分两种:①中分子右旋糖酐:可提高血浆胶体渗透压,扩充血容量;②低分子右旋糖酐:可降低血液黏稠度,改善微循环。

2. 代血浆:作用与低分子右旋糖酐相似,扩容作用大,可增加循环血量和心排出血量,急性大出血时可以与全血共用。临床常用羟乙基淀粉(706)、氧化聚明胶和聚维酮等溶液。

3. 血液制品:可提高胶体渗透压,补充蛋白质和抗体,促进组织修复。临床常用的有浓缩白蛋白注射液和水解蛋白注射液。

(三)静脉高价营养液

用于供给热能,维持正氮平衡,补充多种维生素及矿物质。其主要成分有氨基酸、脂肪、维生素、矿物质、高浓度葡萄糖和水分。临床常用复方氨基酸、脂肪乳剂等。

三、静脉输液方法

周围静脉输液的方法有密闭式和开放式两种,密闭式输液法是利用无菌溶液插进原装密闭瓶(袋)进行输液的方法,此方法操作简便,污染几率小,广泛应用于临床。

(一)目的

同静脉输液的目的。

(二)用物

注射盘、止血带、垫枕、胶布、启瓶器、砂轮、瓶套、输液卡、药液、输液器、输液架、夹板及绷带(必要时)。

(三)实施

密闭式静脉输液法见表 10-1。

表 10-1 密闭式静脉输液法

操作流程	操 作 方 法
准备	• 病人:了解操作目的,愿意配合 • 护士:着装整洁,洗手、戴口罩 • 用物:备齐,放置合理 • 环境:清洁、宽敞、安静,温湿度适宜
核对检查	• 认真核对医嘱,包括床号、姓名、药名、浓度、剂量和时间,准备药物和溶液,检查溶液质量
配置药液	• 将填好的输液卡倒贴在输液瓶上 • 玻璃瓶:去除铝盖,常规消毒瓶塞 • 输液袋:常规消毒袋口 • 按医嘱加入所需药物,根据病情需要安排输液顺序
备输液器	• 检查输液器质量,打开输液器,关闭调节器,取下瓶塞穿刺针保护帽,将瓶塞穿刺针插入瓶塞,再次查对,并请两人核对

续表

操作流程	操作方法
核对解释	• 携用物至床旁,核对床号、姓名,解释输液的目的,备好输液贴
初次排气	• 倒挂输液瓶于输液架上,将茂菲滴管倒置,挤压滴管,待茂菲滴管内液面达1/2～2/3满,转正滴管,打开调节器,使液体下降,充盈全管(图10-1),关闭调节器,确认管中没有空气或气泡,妥善放置输液管
扎带消毒	• 协助病人取舒适体位,在穿刺部位下垫软枕,在穿刺点上方6cm处扎止血带,尾端向上,常规消毒穿刺部位,待干;备胶布
再次排气	• 再次核对病人,再次排气
穿刺固定	• 嘱病人握拳,针尖斜面向上,指向近心端,与皮肤成15～30°刺入皮肤,再刺入静脉,见回血后,减小进针角度,使之几乎与皮肤平行,再进针少许,固定针柄 • 三松:止血带和调节器,嘱病人松拳。输液通畅后,用胶布固定(图10-2)
调节滴速	• 根据病人的状况和药物来调节输液速度(图10-3)
整理嘱咐	• 取出止血带和垫枕,协助病人取舒适体位,观察病人的反应,将呼叫器放在病人易取处,交代输液过程中的注意事项
核对记录	• 再次核对床号、姓名、药名、浓度、剂量、给药时间和方法 • 做好相应的记录,内容包括输液开始的时间,病人的局部和全身反应;定期巡视
更换液体	• 如果多瓶液体连续输入,在第一瓶液体输尽前1小时核对第二瓶 • 常规消毒瓶塞,拔出从第一瓶内瓶塞穿刺针,迅速插入第二瓶内,挂于输液架上 • 检查滴管中的液面高度和输液管中有无气泡,输入是否通畅
拔针按压	• 输液结束后,关闭调节器,揭开胶布,用无菌棉签覆盖针眼,快速拔出针头,局部按压
整理记录	• 协助病人取舒适体位,整理床单位,洗手后记录输液的液体量和结束时间

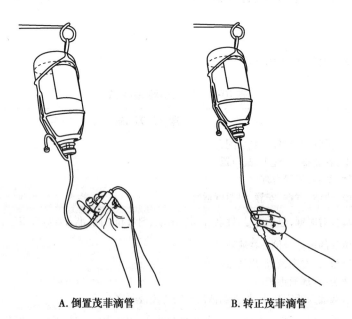

A. 倒置茂菲滴管　　　　**B. 转正茂菲滴管**

图 10-1　静脉输液排气法

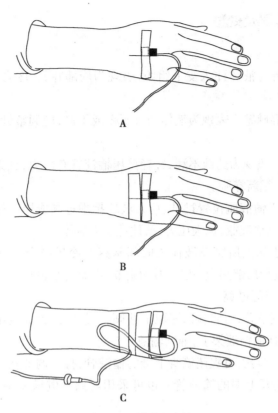

图 10-2 针头固定法

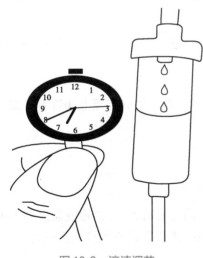

图 10-3 滴速调节

（四）注意事项

1. 严格执行无菌操作和查对制度。

2. 对需要长期输液的病人应注意保护静脉,合理使用,一般先从四肢远端小静脉开始。

3. 根据病情、用药原则、药物性质,有计划地安排药物输液的顺序,以尽快达到治疗目的。如需加入药物,应注意配伍禁忌。

4. 输液前必须排尽输液管及针头内的空气,及时更换输液瓶及添加药液,输液完应及时拔针,以预防空气栓塞。

5. 输液过程中,应加强巡视,耐心倾听病人的主诉,严密观察输液情况,注意有无局部或全身反应,以便及时处理输液故障及输液反应。

6. 保持输液器及药液的无菌状态,连续输液超过 24 小时应每日更换输液器。

7. 防止交叉感染,应做到"一人一巾一带"。

四、常见输液故障及处理

（一）溶液不滴

1. 针头滑出静脉外　液体注入皮下组织，表现为局部肿胀、疼痛；应拔针并更换针头，另选静脉重新穿刺。

2. 针头斜面紧贴静脉壁　表现为液体滴入不畅或不滴；应调整针头位置或适当变换肢体位置。

3. 确定针头阻塞　表现为药液不滴，轻轻挤压输液管有阻力，且无回血，可确定针头阻塞；应拔针并更换针头，重新穿刺。

4. 压力过低　由于输液瓶位置过低、病人肢体抬举过高或周围循环不良所致；可适当抬高输液架高度，以升高输液瓶，加大压力，或放低病人肢体。

5. 静脉痉挛　由于病人所穿刺肢体长时间暴露在冷环境中，或所输入的药液温度过低，导致静脉痉挛；可进行局部热敷、按摩，使静脉扩张，促进血液循环。

（二）茂菲滴管内液面过高

1. 如滴管侧壁无调节孔，可将输液瓶取下并倾斜，使瓶内针头露出液面，待滴管内液面降至所需高度时，即可挂回输液架上，继续输液。

2. 如滴管侧壁有调节孔，可夹闭滴管上端的输液管，打开调节孔，待液面降至所需高度时，将调节孔关闭，并松开上端的输液管。也可采用与滴管侧壁无调节孔相同的方法进行处理。

（三）茂菲滴管内液面过低

1. 不论滴管侧壁有无调节孔，均可夹闭滴管下端的输液管，用手挤压滴管，待滴管内液面升至所需高度时，即可松开下端输液管，继续输液。

2. 如滴管侧壁有调节孔，还可夹闭滴管下端的输液管，打开调节孔，当液面升高至所需高度时，即可关闭调节孔，松开下端输液管，继续输液。

（四）茂菲滴管内液面自行下降

输液过程中，如茂菲滴管内液面自行下降，应检查滴管上端输液管与茂菲滴管有无漏气或裂隙，必要时更换输液器。

五、常见输液反应及处理

（一）发热反应

1. 原因　发热反应是常见的输液反应。常因输入致热物质所致，见于输液器灭菌不彻底或再次被污染，有效期已过；输入的液体或药物制剂不纯、消毒灭菌不彻底或已经过期、变质；输液过程中未严格遵守无菌操作原则等。

2. 临床表现　多发生于输液后数分钟至 1 小时，主要表现为发冷、寒战及发热，轻症病人体温在 38℃ 左右，可于停止输液数小时内恢复正常体温；严重病人寒战后，体温可高达41℃，伴有恶心、呕吐、头痛、脉速等全身不适症状。

3. 护理措施

（1）预防：严格执行查对制度和无菌操作原则。输液前严格检查药液的标签、有效期、

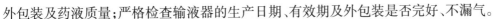

外包装及药液质量;严格检查输液器的生产日期、有效期及外包装是否完好、不漏气。

（2）反应轻的病人可减慢输液速度或停止输液,严重的病人应立即停止输液,立即与医生联系。

（3）密切观察病情及体温变化。

（4）对症处理:如有寒战应注意保暖,可适当增加盖被或给热水袋;对高热的病人应给予物理降温。

（5）遵医嘱给予抗过敏药物或激素治疗。

（6）保留剩余药液及输液器,以便进行检测,查找原因。

（二）循环负荷过重（急性肺水肿）

1. 原因 由于输液速度过快,在短时间内输入液体量过多,导致循环血量急剧增加,心脏负荷过重。

2. 临床表现 在输液过程中,病人突然出现呼吸困难,感到胸闷、气促、咳嗽、咯粉红色泡沫样痰,严重时痰液可由口鼻涌出,肺部可闻及湿啰音,心率快、心律不齐。

3. 护理措施

（1）预防:输液时应严格控制输液速度及输液量,对心肺功能不良的病人、年老体弱的病人和婴幼儿更应慎重,并密切观察。

（2）发现肺水肿症状,应立即停止输液,并通知医生,进行紧急处理。

（3）协助病人取端坐位,两腿下垂,以减少下肢静脉血回流,减轻心脏负担。

（4）给予高流量吸氧,使肺泡内压力增高,从而减少肺泡内毛细血管渗出液的产生;同时,可将湿化瓶内放入20%～30%乙醇,再进行氧气吸入,因为乙醇可以减低肺泡内泡沫的表面张力,使泡沫破裂消散,以此改善肺部气体交换,减轻缺氧症状。

（5）遵医嘱给予扩血管药、平喘药、强心剂、利尿剂等。

（6）必要时进行四肢轮流结扎:即用止血带或血压计袖带给四肢适当加压,以阻断静脉血流（动脉血流保持通畅）,可有效减少静脉回心血量,要求每隔5～10分钟轮流放松一侧肢体的止血带。当症状缓解后,再逐渐解除止血带。

（7）作好心理护理:支持安慰病人,以缓解其紧张情绪,使病人有安全感和信任感。

（三）静脉炎

1. 原因 由于长期输入高浓度、刺激性较强的药液,静脉内放置刺激性强的留置管,或导管放置时间过长,引起局部静脉壁的化学性炎症反应;也可因输液过程中无菌操作不严,引起局部静脉感染。

2. 临床表现 沿静脉走向出现条索状红线,局部组织出现发红、肿胀、灼热、疼痛,可伴有畏寒、发热等全身症状。

3. 护理措施 以避免感染,减少对血管壁的刺激为原则。

（1）预防:严格执行无菌操作原则,以防感染;对血管壁有刺激性的药物,输液前应充分稀释,并减慢输液速度,防止药物溢出静脉外;静脉使用应有计划,经常更换输液部位,以保护静脉;使用静脉留置针时,应选择无刺激或刺激性小的导管,且留置时间不宜过长。

（2）立即停止局部输液,抬高患肢并制动,在局部用95%乙醇或50%硫酸镁进行热湿敷。

（3）用中药如意金黄散外敷。

（4）超短波理疗。

（5）如同时合并感染,应遵医嘱给予抗生素治疗。

（四）空气栓塞

1. 原因　由于输液前管内空气未排尽,输液导管连接不紧密或有裂隙;连续输液过程中,未及时添加药液或添加后未及时排尽空气;加压输液、输血时,无专人在旁看守,均可导致空气进入静脉,发生空气栓塞。

2. 临床表现　空气进入静脉,可随血流先进入右心房,再进入右心室。如空气量少,则随着心脏的收缩被右心室压入肺动脉,并分散到肺小动脉内,最后经毛细血管吸收,因而损害较小;如空气量大,则空气在右心室内阻塞肺动脉入口（图10-4）,使血液不能进入肺内进行气体交换,引起机体严重缺氧,甚至导致病人死亡。输液过程中,病人感觉胸部异常不适或胸骨后疼痛,随即出现呼吸困难、严重发绀,伴濒死感,心前区听诊可闻及响亮的、持续的"水泡声",心电图可表现为心肌缺血和急性肺心病的改变。

3. 护理措施

（1）预防:输液前,必须认真检查输液器的质量,并将输液管内的空气排尽;输液过程中,应加强巡视,以便及时更换输液瓶或添加药液,发现药液输完及时拔针;当加压输液、输血时,应安排专人看守,并严密观察,不得擅自离开病人。

（2）发生空气栓塞,应立即停止输液,通知医生进行抢救,立即使病人取左侧卧位和头低足高位。因为头低足高位在吸气时可增加胸腔内压力,而减少空气进入静脉;左侧卧位可使肺动脉的位置低于右心室,使气泡向上飘移至右心室尖部,以避开肺动脉入口,并随着心脏的舒缩,空气被混成泡沫,使较大的气泡破碎,分次小量进入肺动脉内,逐渐被吸收。（图10-5）

（3）给予高流量氧气吸入。

（4）密切观察病情,发现异常及时处理。

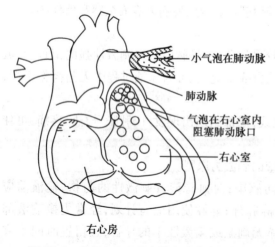

图10-4　空气在右心室内阻塞肺动脉入口

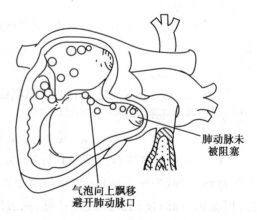

图10-5　置病人左侧卧位头低足高位,使气泡避开肺动脉入口

考点提示

输液速度与时间的计算

在输液过程中,溶液每毫升的滴数(滴/毫升)称为该输液器的滴系数。各厂家生产的输液器滴系数不同,临床常用的有 10、15、20、50 等几种型号。静脉输液的速度及输液所用时间的计算方法如下:

(1) 已知输入液体的总量和预计输完所用的时间,求每分钟滴数。

每分钟滴数=液体的总量(ml)×滴系数(滴/毫升)/输液所用时间(分钟)

(2) 已知输入液体的总量和每分钟滴数,求输完液体所用的时间。

输液所用时间(h)=液体的总量(ml)×滴系数(滴/毫升)/每分钟滴数(滴/分)×60(分钟)

本章小结

静脉输液是临床上给病人治疗疾病与抢救常用的重要措施之一。本章介绍了静脉输液的目的,溶液的种类,要根据病人的年龄,药物性质和病情来选择溶液的种类和调节输液的速度。输液故障和输液反应在临床上经常出现,护士在熟练掌握静脉输液操作的基础上,学会及时有效处理输液故障及输液反应尤为重要。

(周凤竹)

目标测试

A1 型题

1. 输液过程中发现针头阻塞的处理方法

   A. 抬高输液架,增加压力

   B. 用手挤压胶管使针头通畅

   C. 用注射器抽吸药液后冲通针头

   D. 调整针头位置

   E. 更换针头重新穿刺

2. 对长期输液者,选择静脉的原则

   A. 选择粗大   B. 从近端开始

   C. 从远端小静脉开始   D. 从上肢静脉开始

   E. 从下肢静脉开始

3. 输液引起肺水肿的特征性症状是

   A. 腹痛、呼吸困难

   B. 发绀、烦躁不安

   C. 心慌、白色泡沫痰

   D. 咳嗽、气促、胸闷、咳泡沫样血性痰

   E. 胸部感觉异常不适

4. 输液中防止空气栓塞的主要措施哪项除外
   A. 加压输液时应有人在旁看守
   B. 输液导管连接要紧密
   C. 及时更换液体
   D. 输液导管内空气要排净
   E. 严格执行无菌操作

5. 某病人 6 小时内需输液 1500ml，输液器的系数为 15，应调节滴速为每分钟
   A. 65 滴　　　B. 60 滴　　　C. 70 滴　　　D. 75 滴　　　E. 62 滴

第十一章 危重病人的抢救技术

 学习目标

1. 具有动作敏捷、有条不紊的工作作风。
2. 掌握氧疗的注意事项及缺氧的症状和氧疗的指征。
3. 熟悉吸痰的目的、注意事项及洗胃溶液的选择、洗胃的注意事项。
4. 了解吸痰及洗胃的装置、用物。
5. 能进行氧气吸入疗法的操作。
6. 会进行洗胃、吸痰的操作。

 案例

  张某,女,49岁,因家庭矛盾夫妻吵架口服大量敌敌畏,服药后2小时被人发现由"120"急诊送入院,入院查体:病人神志不清,双侧瞳孔缩小,大汗淋漓,大小便失禁,骨骼肌震颤,抽搐,呼吸微弱,血压下降至60/40mmHg。

  请问:1. 如何尽快帮助病人去除毒物?

     2. 如何选用适宜的洗胃液,洗胃时有哪些注意事项?

     3. 病人呼吸微弱,是否考虑给氧以维持呼吸,挽救生命?

  危重病人是指病情严重、随时可能发生生命危险的病人。危重病人需要护士对其病情作出全面而仔细的支持性评估、及时的抢救,并给予全面的支持性护理。

第一节 洗 胃

  洗胃法是将洗胃导管由口腔或鼻腔插入胃内,利用重力、虹吸或负压吸引作用的原理,将大量溶液灌入胃腔反复冲洗的技术。

一、目的

  1. 解毒 清除胃内毒物或其他有害物质,还可利用不同的灌洗液进行中和解毒。服毒物后6小时内洗胃最有效。

  2. 减轻胃黏膜水肿 洗出胃内潴留的食物,减轻潴留物对胃黏膜的刺激,从而减轻胃黏膜的水肿与炎症。

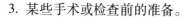

3. 某些手术或检查前的准备。

二、用物

1. 治疗车　上置治疗盘,内备洗胃管、镊子、纱布、棉签、液状石蜡、胶布、量杯、压舌板、毛巾、围裙、水温计、弯盘、注洗器,必要时备开口器。下置盛水桶 2 只(一盛洗胃液,一盛污水)。

2. 洗胃设备　漏斗胃管,自动洗胃机,电动吸引器。

3. 洗胃溶液　根据毒物性质,选择合适的洗胃溶液 10 000～20 000ml,温度 25～38℃。

三、各种毒物中毒的灌洗溶液和禁忌药物

见表 11-1。

表 11-1　各种毒物中毒的灌洗溶液和禁忌药物

毒物	解毒用灌洗液	禁忌药物
酸性物	● 镁乳、蛋清水、牛奶	强碱药物
碱性物	● 5% 醋酸、白醋、蛋清水、牛奶	强酸药物
氰化物	● 3% 过氧化氢引吐,1:15 000～1:20 000 高锰酸钾洗胃	
敌敌畏	● 2%～4% 碳酸氢钠,1% 盐水,1:15 000～1:20 000 高锰酸钾洗胃	
1605、1059、4049(乐果)	● 2%～4% 碳酸氢钠洗胃	高锰酸钾
敌百虫	● 1% 盐水或清水洗胃;1:15 000～1:20 000 高锰酸钾洗胃	碱性泻药
DDT、666	● 温开水或等渗盐水洗胃,50% 硫酸镁导泻	油性泻药
巴比妥类(安眠药)	● 1:15 000～1:20 000 高锰酸钾洗胃、硫酸钠导泻	硫酸镁
灭鼠药(磷化锌)	● 1:15 000～1:20 000 高锰酸钾洗胃,0.1% 硫酸铜洗胃,0.5%～1% 硫酸铜溶液每次 10ml,每 5～10 分钟服一次,配合用压舌板等刺激舌根引吐	鸡蛋、牛奶、脂肪及其他油类食物

注:
1. 蛋清水可黏附于黏膜或创面上,从而起保护性作用,并可使病人减轻疼痛,感觉舒适。
2. 氧化剂能将化学性毒品氧化,改变其性能,从而减轻或去除其毒性。
3. 1605、1059、乐果 4049 等禁用高锰酸钾洗胃,否则可氧化成毒性更强的物质。
4. 敌百虫遇碱性药物可分解出毒性更强的敌敌畏,其分解过程可随碱性的增强和温度的升高而加速。
5. 巴比妥类药物采用硫酸钠导泻是利用其在肠道内形成的高渗透压,而阻止肠道水分和残存的巴比妥类药物的吸收,促其尽早排出体外,硫酸钠对心血管和神经系统没有抑制作用,不会加重巴比妥类药物中毒的病情。
6. 磷化锌中毒内服硫酸铜,可使其成为无毒的磷化铜沉淀,阻止吸收,并促进其排出体外。磷化锌易溶于油类物质,如果中毒,忌用鸡蛋、牛奶、油类等脂肪性食物,以免促使磷的溶解吸收。

四、实施

(一)口服催吐法

适用于清醒合作的病人。操作流程与方法见表 11-2。

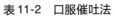

表 11-2 口服催吐法

操作流程	操作方法
准备	• 病人:了解操作目的,合作 • 护士:着装整洁,洗手、戴口罩 • 用物:备齐,放置合理 • 环境:清洁、宽敞、安静
核对解释	• 备齐用物携至床旁,核对并解释催吐及洗胃的目的和方法
安置体位	• 协助病人取坐位
围裙置桶	• 胸前围好橡胶围裙,污水桶置病人座位前
饮液催吐	• 嘱病人自饮大量灌洗液(一次性饮量约 500ml)后用压舌板压舌根引起呕吐,反复进行,直至吐出的灌洗液澄清无味
清洁整理	• 协助病人漱口洗脸,必要时更衣,嘱病人卧床休息,整理床单位,清理用物,洗手
观察记录	• 记录灌洗液名称及量、呕吐物颜色和气味、病人主诉,必要时留取标本送检

(二)胃管洗胃法

根据洗胃的目的和用物可分为漏斗胃管洗胃、注洗器洗胃、电动吸引器洗胃和自动洗胃机洗胃法(图 11-1 ~ 图 11-3)。操作流程与方法见表 11-3。

表 11-3 胃管洗胃法

操作流程	操作方法
准备	• 病人:了解操作目的,合作 • 护士:着装整洁,洗手、戴口罩 • 用物:备齐,放置合理 • 环境:清洁、宽敞、安静
核对解释	• 备齐用物携至床旁,核对并解释洗胃的目的和方法以取得良好合作
安置体位	• 中毒较轻者可取坐位或半坐位,头转向一侧,中毒较重者取左侧卧位
围裙置盘	• 胸前围好橡胶围裙或橡胶单、治疗巾,置弯盘于口角旁,污水桶置床头下方 • 利用虹吸原理,将洗胃溶液灌入胃内后再吸出
漏斗胃管洗胃	• 同鼻饲术经口腔插入漏斗胃管约 55 ~ 60cm,确定胃管在胃内后用胶布固定
插管固定	• 将漏斗放在低于胃部水平的位置,挤压橡胶球,抽尽胃内容物,必要时留取标本送检
抽吸灌洗	• 举漏斗高过头部约 30 ~ 50cm,将洗胃液缓慢倒入漏斗约 300 ~ 500ml,当漏斗内尚余少量溶液时,迅速将漏斗降低至低于胃的位置,并倒置于污水桶内,利用虹吸作用引出胃内灌洗液,反复灌洗至洗出液澄清无味
注洗器洗胃	• 用于幽门梗阻和胃、十二指肠手术前洗胃
插管固定	• 同鼻饲术经口腔插入胃管约 45 ~ 55cm,确定胃管在胃内后用胶布固定
抽吸注洗	• 注洗器抽尽胃内容物,注入洗胃液 200ml,再抽出弃去,如此反复直至洗净
电动吸引器洗胃	• 利用负压吸引,迅速、彻底地吸出胃内毒物
通电检查	• 接通电源,检查吸引器功能

续表

操作流程	操作方法
调节负压	• 吸引器负压应保持在13.3kPa左右,避免过高而损伤胃黏膜
连接装置	• 将输液管与Y型管主干相连,吸引器贮液瓶的引流管、洗胃管末端分别与Y型管两分支相连接,将灌洗液倒入输液瓶内,夹闭输液管,挂于输液架上
插管固定	• 同鼻饲术经口腔插入胃管约45~55cm,确定胃管在胃内后用胶布固定 • 开动吸引器,将胃内容物吸出,必要时留取标本送检
吸引灌洗	• 关闭吸引器,夹闭贮液瓶的引流管,开放输液管,使溶液流入胃内约300~500ml • 夹闭输液管,开放贮液瓶的引流管,开动吸引器,吸出灌入的液体 • 反复灌洗至洗出液澄清无味
自动洗胃机洗胃	• 利用电磁泵作为动力源,通过自控电路的控制,使电磁阀自动转换动作,分别完成向胃内冲洗药液和吸出胃内容物的洗胃过程,自动、迅速、彻底清除胃内毒物
通电检查	• 通电,检查自动洗胃机
接管调节	• 将配好的灌洗液放入塑料桶内,将3根橡胶管分别和机器的进液管、胃管和出液管口连接。将进液管的另一端放入灌洗液桶内,出液管的另一端放入空塑料桶内,胃管的另一端和已插好的洗胃管相连接,调节药量流速
抽吸冲洗	• 接通电源,按"手吸"键,吸出胃内容物,再按"自动"键,机器即开始对胃进行自动冲洗
观察反应	• 如发现食物堵塞管道,水流减慢、不流或发生故障,即可交替按"手冲"和"手吸"键,重复冲吸数次,直到管路通畅,再按"手吸"键将胃内残留液体吸出,按"自动"键,自动洗胃机即继续进行洗胃,直至洗出液澄清无味
停机拔管	• 随时观察病人面色、脉搏、呼吸和血压的变化及有无洗胃并发症的发生
清洁整理	• 洗胃完毕,按"停机"键停机。反折胃管末端拔出 • 协助病人漱口洗脸,必要时更衣,嘱病人卧床休息,整理床单位,清理用物,洗手
观察记录	• 记录灌洗液名称及量、呕吐物颜色和气味、病人主诉,必要时留取标本送检
清洁机器	• 自动洗胃机洗胃后需冲洗各管腔以避免各管道被污物堵塞或腐蚀;应将进液管、胃管和出液管同时放入清水中,手按"清洗"键,机器自动清洗各管腔,清洗完毕,将各管同时取出,待机器内水完全排尽,按"停机"键,关机

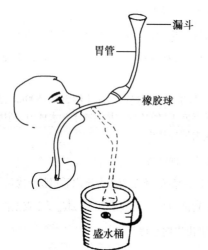

漏斗

胃管

橡胶球

盛水桶

图11-1 漏斗胃管洗胃法

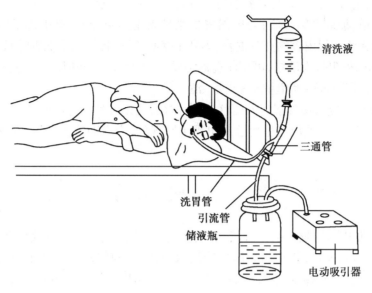

图 11-2 电动吸引器洗胃法

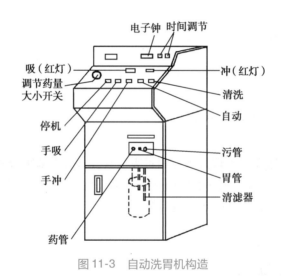

图 11-3 自动洗胃机构造

五、注意事项

1. 急性中毒病人应迅速采用口服催吐法,以减少毒物的吸收。

2. 毒物性质不明时,应将吸出物送检,洗胃液可选用温开水或生理盐水,待毒物性质明确后,再采用对抗剂洗胃。

3. 吞服强酸、强碱等腐蚀性药物者禁忌洗胃,以免穿孔。可给予牛奶、豆浆、蛋清、米汤等物理性拮抗剂以保护胃黏膜。上消化道溃疡、食管阻塞、食管胃底静脉曲张、胸主动脉瘤、胃癌病人一般不宜洗胃。昏迷病人洗胃应谨慎。

4. 洗胃插管时动作要轻快,切勿损伤气管或误入气管。

5. 洗胃液以 25～38℃为宜,过高则胃血管扩张,促进毒物吸收,过低可导致胃痉挛。

6. 一次灌入洗胃液量以 300～500ml 为宜,灌入量和吸出量应平衡。如灌入过多可引起液体反流,导致呛咳、窒息;并易导致急性胃扩张,胃内压明显大于十二指肠内压,促进胃内容物排空入肠道,加速毒物吸收;若突然胃扩张易兴奋迷走神经,可引起反射性心搏骤停。过少则灌洗液无法和胃内容物充分混合,不利于彻底洗胃,且延长了洗胃时间。

7. 如为幽门梗阻病人洗胃,可用注洗器洗胃,在饭后 4~6 小时或空腹进行,并记录胃内潴留量,以了解梗阻程度:潴留量=洗出量–灌入量。

8. 洗胃过程中应密切观察病人面色、生命体征、洗出液性质、颜色、气味、量及有无腹痛等情况,如病人有腹痛、洗出液呈血性或出现虚脱现象,应立即停止洗胃,并通知医生,采取相应的急救措施。

第二节 吸 痰

吸痰法是利用负压的作用,经导管从口、鼻或人工气道将气管内的痰液及误吸的呕吐物吸出,以保持呼吸道通畅,防止病人因气管阻塞而造成的呼吸困难、肺不张及肺部感染等。多用于危重、年老体弱、昏迷、麻醉后等不能将痰液咳出以及将呕吐物误吸入气管的病人。

一、目的

清除呼吸道分泌物,保持呼吸道通畅。

二、用物

(一)吸痰装置
中心负压吸引装置或电动吸引器。

(二)吸痰盘
内置有盖罐(分别盛无菌生理盐水及消毒吸痰管)2 只、无菌吸痰管(成人 12~14 号;小儿 8~12 号;气管插管 6 号)数根、无菌纱布罐、无菌持物钳(镊)、弯盘,需要时备压舌板、开口器、拉舌钳、盛有消毒液的试管、多头电插板。

三、实施

(一)电动吸引器吸痰法
电动吸引器的构造(图 11-4)主要由马达、偏心轮、气体过滤器、压力表、安全瓶和贮液

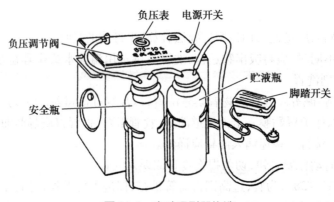

图 11-4 电动吸引器构造

瓶组成。安全瓶和贮液瓶是两个容器,容量为 1000ml,瓶塞上有两个玻璃管,并有橡胶管相互连接。接通电源后,马达带动偏心轮,从吸气孔出瓶内的空气,并由排气孔排出,这样不断地循环转动,使瓶内产生负压,将痰吸出。

操作流程与方法见表 11-4。

表 11-4 电动吸引器吸痰法

操作流程	操 作 方 法
准备	• 病人:了解操作目的,合作 • 护士:着装整洁,洗手、戴口罩 • 用物:备齐,放置合理 • 环境:清洁、宽敞、安静,温湿度适宜
核对解释	• 备齐用物携至床旁,核对并解释吸痰的目的和方法以取得良好合作
检查性能	• 接电源,打开开关,检查吸引器性能是否良好,连接是否正确
调节负压	• 根据病人情况及痰黏稠情况调节负压(压力为 40.0 ~ 53.3kPa)
接管试吸	• 连接吸痰管,试吸少量生理盐水,湿润吸痰前段并查看吸力
抽吸痰液	• 经口腔吸痰:将病人头转向操作者一侧并略后仰,检查口、鼻情况,昏迷病人可用压舌板或开口器帮助张口。一手将导管末端折叠;另一手用无菌持物钳(镊)夹持吸痰导管头端插入口腔咽部,脚踩吸引器开关,放松导管末端,先将口腔咽喉部分泌物吸净,然后更换吸痰管,将吸痰管经咽喉插入气管达一定深度(约 15cm),将吸痰管自深部向上提拉,左右旋转,吸净痰液 • 经鼻腔吸痰:经口腔吸痰困难时,可采用经鼻腔吸痰法(颅底骨折病人禁用),在病人吸气时,平稳快速地将吸痰管沿鼻道插至咽喉部(深度约 20 ~ 25cm),旋转痰管吸痰(防止固定一处吸引) • 经气管切开吸痰:气管插管或气管切开病人,可由插管或套管吸痰,需严格无菌操作 • 吸痰时动作应轻柔,每次吸痰时间不超过 15 秒,以免缺氧
吸水冲管	• 吸痰管每次退出后用生理盐水抽吸冲洗,以免痰液堵塞吸痰管
清洁观察	• 吸痰中随时擦净病人喷出的分泌物。吸痰前可增加氧气吸入,观察病人面色、呼吸是否改善,观察痰液的性质、颜色及黏膜有无损伤
整理记录	• 吸痰毕,关上吸引器开关,将吸痰管丢弃或重新消毒,并将吸痰玻璃接管插入盛有消毒液的试管浸泡 • 安置病人于舒适卧位,整理物品,洗手;记录痰量及性质

(二)中心吸引装置吸痰法

目前各大医院均设中心负压吸引管道通至各病床单位,使用时只需接上吸痰导管,打开吸引开关即可抽吸痰液。

四、注意事项

1. 严格无菌操作,吸痰用物更换 1 ~ 2 次/d,吸痰管每次更换,勤做口腔护理。

2. 发现喉头有痰鸣音、肺部有湿啰音、呼吸音低、呼吸频率加快,或呼吸困难、排痰不畅时,应及时给予吸痰。

3. 吸痰动作要轻稳,自深部向上提拉,左右旋转抽吸,不可反复上下提插;插管时不可有负压,以免负压吸附黏膜引起损伤。小儿吸痰时,吸痰管宜软,吸力宜小(应<40.0kPa)。

4. 自口腔吸痰有困难,可由鼻腔吸引;鼻腔、口腔、气管切开需同时吸痰时,先吸气管切开处,再吸口腔,最后吸鼻腔;口腔或鼻腔吸引用过的吸痰管,不可用于气管内吸痰。

5. 如痰液黏稠,可叩拍胸背部,或经雾化吸入后再吸痰,还可缓慢滴入少量生理盐水或化痰药物,使痰液稀释,便于吸出。

6. 电动吸引器连续使用时间不宜过久,每次不可超过 2 小时;贮液瓶内液体达 2/3 满时,应及时倾倒,以免液体过多,吸入马达内损坏机器。贮液瓶内应放少量消毒液,使吸出液不致黏附于瓶底,便于清洗消毒。

第三节　氧　气　吸　入

氧气吸入法是通过给氧,提高肺泡内氧分压、血氧含量及动脉血氧饱和度,从而纠正由于各种原因所造成的缺氧状态,促进代谢。

一、缺氧的症状及给氧指征

(一)缺氧的症状

见表 11-5。

表 11-5　缺氧的症状

程度	发绀	呼吸困难	神志	血气分析		
				PaO_2/kPa	$PaCO_2$/kPa	SaO_2/%
轻度	轻	不明显	清楚	6.6 ~ 9.3	>6.6	>80
中度	明显	明显	正常或烦躁不安	4.6 ~ 6.6	>9.3	60 ~ 80
重度	显著	严重、三凹症明显	昏迷或半昏迷	4.6 以下	>12.0	<60

(二)氧气吸入的适应证

血气分析检查是用氧的指标,当病人 PaO_2 低于 6.6kPa(50mmHg)时则应给予吸氧。常用于以下病人:

1. 呼吸系统疾患而影响肺活量者,如哮喘、肺气肿、肺不张等。

2. 心功能不全,使肺部充血而致呼吸困难者,如心力衰竭时出现的呼吸困难。

3. 各种中毒引起的呼吸困难,使氧气不能由毛细血管渗入组织而产生缺氧,如巴比妥类药物中毒、一氧化碳中毒等。

4. 昏迷病人如脑血管意外或颅脑损伤病人。

5. 某些外科手术后病人,大出血休克病人,分娩产程过长胎心音异常等。

二、给氧装置

(一)氧气筒给氧装置

1. 氧气筒　氧气筒为柱形无缝筒,可承受 14.7mPa 的压力。在筒的顶部有总开关,可控制氧气的放出;使用时,将总开关向逆时针方向旋转 1/4 周,即可放出足够的氧气,不用时可顺时针方向将总开关旋紧;气门在氧气筒颈部的侧面,有一气门与氧气表相连,是氧气自筒中输出的途径(图 11-5)。

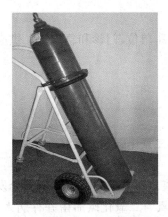

图 11-5 氧气筒

2. 氧气表 压力表从表上的指针能测知筒内氧气的压力,以 mPa 表示。压力越大,则说明氧气贮存量越多;减压器是一种弹簧自动减压装置,将来自氧气气筒内的压力减低至 0.2~0.3mPa,使流量平衡,保证安全,便于使用;流量表用于测量每分钟氧气流出量,流量表内装有浮标,当氧气通过流量表时,即将浮标吹起,从浮标上端平面所指刻度,可能测知每分钟氧气的流出量;湿化瓶用于湿润氧气,以免呼吸道黏膜被干燥所刺激,瓶内装入 1/3 或 1/2 的冷开水或冷蒸馏水,通气管浸入水中,出气管和鼻导管相连;当氧气流量过大、压力过高时,安全阀内部活塞即自行上推,使过多的氧气由四周小孔流出,以保证安全(图 11-6)。

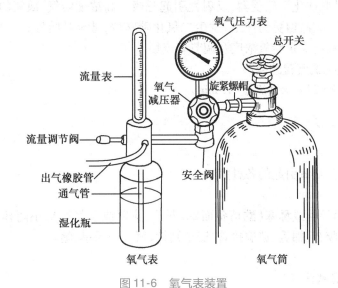

图 11-6 氧气表装置

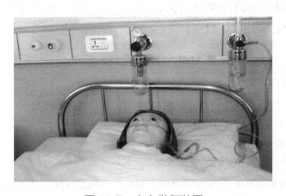

图 11-7 中心供氧装置

3. 氧气筒支架 用于搬运氧气筒。

4. 装表、卸表法 冲尘后接上氧气表并旋紧,使氧气表直立,检查有无漏气;放出余氧后卸下氧气表。

（二）中心给氧装置

医院的氧气供给可集中由供应站供给,该管道通至各病区床单位、门诊和急诊室。供应站有总开关进行管理,各用氧单位,配有氧气表(图11-7)。

三、氧气成分、吸氧浓度和氧流量的换算

（一）氧气成分

根据条件和病人的需要,一般医院常用99%氧气或5%的二氧化碳和纯氧混合气体。

（二）吸氧的浓度

氧气在空气中占20.93%。浓度低于25%的氧无治疗价值,高于60%持续1~2天会发生氧中毒,表现恶心、烦躁、面色苍白、进行性呼吸困难。对缺氧与二氧化碳滞留并存病人,应低流量、低浓度持续给氧。因慢性缺氧病人长期二氧化碳分压高,其呼吸主要依靠缺氧刺激颈动脉窦和主动脉体化学感受器,反射性引起呼吸。高浓度给氧,缺氧的刺激作用消失,致呼吸抑制,二氧化碳滞留更为严重,发生二氧化碳麻醉,甚至呼吸停止。故掌握吸氧浓度很重要,根据缺氧程度决定给氧浓度及调节氧流量。

（三）氧浓度和氧流量的换算

吸氧浓度$(\%)=21+4\times$氧流量(L/min)

四、氧气吸入方法

（一）目的

供给氧气,改善缺氧引起的各种症状。

（二）用物

治疗盘内置鼻导管或鼻塞(酌情备面罩、漏斗、头罩或氧气枕)、小药杯(内盛冷开水)、纱布、弯盘、扳手、胶布、棉签、玻璃接管、安全别针、氧气记录单、笔。

（三）实施

1. 鼻导管和鼻塞法

（1）单侧鼻导管法:单侧鼻导管为一根细导管,使用时插入一侧鼻孔达鼻咽部(图11-8),此法节省氧气,但对鼻黏膜的刺激较大,需8小时更换1次鼻导管,若长时间应用,病人感觉不适。操作流程与方法见表11-6。

表11-6 单侧鼻导管给氧法

操作流程	操作说明
准备	• 病人:了解操作目的,愿意配合 • 护士:着装整洁,洗手、戴口罩 • 用物:备齐,放置合理 • 环境:清洁、宽敞、安静,温湿度适宜、远离火源
核对解释	• 备齐用物携至床旁,核对并解释吸氧的目的和方法以取得良好合作
连接装置	• 连接给氧装置
清洁鼻腔	• 用湿棉签清洁鼻腔,检查鼻腔有无异常
接管开氧	• 将鼻导管与出气橡胶管上的玻璃接头连接,先开流量调节阀,确定氧气流出通畅后,调节至所需氧流量

续表

操作流程	操 作 说 明
测量长度	● 测量鼻导管插入长度,一般为自鼻尖至耳垂的2/3
插管固定	● 将鼻导管蘸水,自所选择侧鼻孔轻轻插入至鼻咽部,如无呛咳,用胶布将鼻导管固定于鼻翼及面颊部,再用安全别针固定橡胶管于床单上
记录交代	● 在氧气记录单上记录给氧时间、氧气流量并签名,嘱病人及家属用氧期间勿随意调节流量,不能在病室内吸烟及使用明火
巡视观察	● 在给氧过程中,经常检查橡胶管是否通畅,吸氧装置的固定位置有无移动,湿化瓶是否需要加水,观察病人呼吸改善情况,衡量氧疗效果,并及时清除鼻腔分泌物
拔管停氧	● 停用氧气时,先取下鼻导管,关总开关,余氧放尽后关流量调节阀 ● 用松节油擦尽胶布痕迹;整理床单位,清洁消毒物品,洗手
整理记录	● 记录病人停止用氧的时间,记录用氧后呼吸改善情况

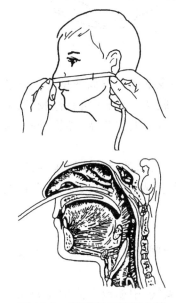

图 11-8　单侧鼻导管插入的长度

（2）双侧鼻导管法:鼻导管有两根短管,可分别插入两个鼻腔约1cm。因为该鼻导管较少限制病人,而且不妨碍吃饭或谈话,故较受病人欢迎。适用于小儿或长期给氧者(图11-9 和图 11-10)。

（3）鼻塞法:鼻塞为塑料制成的球状物,可塞于鼻孔,代替鼻导管给氧。适用于长期给氧的病人,病人感觉较舒适,且使用方便。但吸氧浓度一般小于50%。

2. 漏斗法　以漏斗法代替鼻导管连接橡胶管,调节氧流量 4~6L/min,固定橡胶管于吊架上,使漏斗离面部约 1~3cm,用绷带或细棉线适当固定。此法使用较简便,且无导管刺激黏膜的缺点,但耗氧量较大,多用于婴幼儿或气管切开术后的病人。

3. 面罩给氧　将面罩置于病人口鼻部,用松紧带固定,再将氧气接于氧气进口上,调节氧流量(成人一般为 6~8L/min),氧气从下端输入,呼出的气体从面罩侧孔排出。面罩给氧对气道黏膜刺激小,给氧效果好,简单易行,病人也感到舒适。其缺点是饮食、吐痰时都要去掉面罩,中断给氧(图11-11)。

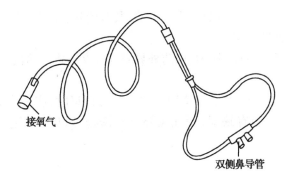

接氧气

双侧鼻导管

图 11-9　双侧鼻导管

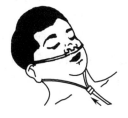

图 11-10　双侧鼻导管给氧固定法

4. 头罩给氧 适用于婴幼儿。头罩用无毒有机玻璃制成,头罩顶板上有三个露孔,通过改变开、闭露孔的数目调节氧流量,可控制罩内氧浓度。头罩底部的槽是静脉输液管及胃管的入口。使用时将病儿的头部置于头罩内,将氧气接于氧气进孔上,调节氧气流量。此法简便,无导管刺激黏膜和敷贴刺激等缺点,长期给氧时不会产生氧中毒。头罩给氧易于观察病情变化,能任意调节罩内氧浓度以适应多种病情需要(图11-12)。

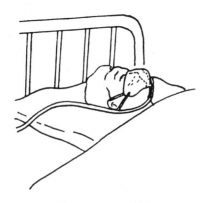

图 11-11 面罩给氧

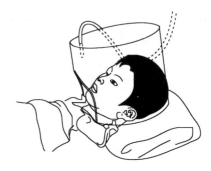

图 11-12 头罩给氧

5. 氧气枕给氧 在抢救危重病人或转运病人时,由于来不及准备氧气筒或携带氧气装置不方便,可用氧气枕来代替氧气装置。氧气枕为一长方形橡胶枕,枕的一角有橡胶管,上有调节器以调节流量。平时将枕内灌满氧气,夹闭备用。使用时接上湿化瓶、导管,调节流量即可给氧。

6. 中心给氧站给氧 将流量表接头用力插进墙上氧气出口,向外轻轻下拉接头,证实已接紧,查看接头是否漏氧气;将湿化瓶接到流量表上,导管接于湿化瓶出口处的小孔接头上,连接不同的给氧装置,调节氧流量。

（四）注意事项

1. 切实做到"四防",即防火、防油、防热、防震。氧气筒存放阴凉处,周围严禁烟火或放置易燃物品,禁止在氧气表的各接头处涂油。

2. 用氧时先调节流量后应用,停用时先拔除导管,再关闭氧气,中途改变流量先分离鼻导管,调节好流量再接上,以防高压氧冲入呼吸道损伤黏膜。

3. 治疗过程中,经常观察病人缺氧情况有无改善、氧气装置有无漏气、流量表指示与流量是否正确。

4. 鼻导管持续用氧每日更换鼻导管2次,双侧鼻孔交替插管,及时清除鼻腔分泌物。鼻塞、头罩每天更换一次、面罩4~8小时更换一次。

5. 筒内氧气切勿用尽,至少保留0.5mPa/cm^{2}压力,以防外界空气及杂质进入筒内,于再充气时引起爆炸。

6. 氧气筒要有标志,注明"满"或"空"字,以便于使用时鉴别。交接班时,应检查氧气装置是否有缺损、漏气,氧气量是否够用,如有缺损、漏气应补充及修理,以免影响急救和治疗。

考点提示

缺氧对脑的影响

脑是人体耗氧量最高的组织。脑组织的重量仅占人体自身重量的2%,但其血流量却占全身总血流量的15%,耗氧量占全身耗氧量的20%~25%(婴幼儿可高达50%)。脑组织对缺氧最为敏感。通常病人发生心搏骤停后,按时间先后顺序可出现以下表现,即刻:心音、脉搏、血压消失;3秒:头晕、恶心;10~20秒:意识突然丧失、可伴抽搐;30~45秒:双侧瞳孔散大;30~60秒:呼吸停止,可伴大小便失禁;>4~6分钟:脑组织不可逆的损伤;>10分钟:脑死亡。

 本章小结

本章介绍了日常抢救病人常用的护理技术:氧气吸入技术,洗胃,吸痰。面对危重病人,我们不仅要有丰富的理论知识和高超的抢救技术,更要有敏锐的观察力和敏捷的执行力,时间就是生命。

(刘道中)

 目标测试

A1 型题

1. 采用单侧鼻导管法给氧时,鼻导管插入深度为
    A. 鼻尖至耳垂的长度
    B. 发际至剑突的长度
    C. 鼻尖至耳垂长度的1/2
    D. 发际至剑突长度的2/3
    E. 鼻尖至耳垂长度的2/3

2. 病人采用鼻导管吸氧时,氧浓度为33%,此时氧流量是
    A. 2L/min
    B. 3L/min
    C. 4L/min
    D. 5L/min
    E. 6L/min

3. 漏斗胃管洗胃法的使用原理是利用
    A. 正压作用
    B. 负压作用
    C. 空吸作用
    D. 虹吸作用
    E. 静压作用

4. 为病人每次吸痰时间不能超过
    A. 11s
    B. 12s
    C. 13s
    D. 14s
    E. 15s

5. 电动吸引洗胃压力应保持在
    A. 5.5kPa
    B. 6.5kPa
    C. 8.5kPa
    D. 10.5kPa
    E. 13.3kPa

主要参考文献

［1］殷磊.护理学基础.3 版.北京:人民卫生出版社,2004
［2］南登崑.康复医学.2 版.北京:人民卫生出版社,2001
［3］章稼.康复功能评定.北京:人民卫生出版社,2002
［4］王瑞敏.康复护理技术.北京:人民卫生出版社,2010
［5］李忠泰.康复护理学.北京:人民卫生出版社,2004
［6］姜贵云.康复护理学.北京:人民卫生出版社,2002
［7］齐素萍.康复治疗技术.北京:中国中医药出版社,2006
［8］殷磊.护理学基础.北京:人民卫生出版社,1986
［9］李晓松.护理学基础.北京:人民卫生出版社,2008
［10］李玲,蒙雅萍.护理学基础.北京:人民卫生出版社,2015
［11］潘敏.康复护理学.北京:人民卫生出版社,2014
［12］黄毅.康复护理学.南京:江苏科学技术出版社,2013
［13］郭学军.康复护理学.北京:人民军医出版社,2011
［14］周更苏.康复护理技术.武汉:华中科技出版社,2010
［15］郭锐.康复护理技术.北京:高等教育出版社,2005

目标测试参考答案

第一章 绪论

1. D   2. E   3. E   4. E   5. D

第二章 康复护理评定方法

1. B   2. D   3. E   4. C   5. E   6. C

第三章 康复治疗技术

1. C   2. B   3. B   4. C   5. D

第四章 病人的清洁护理

1. C   2. E   3. B   4. B   5. C

第五章 医院感染的预防和控制

1. D   2. B   3. D   4. B   5. E

第六章 生命体征测量技术

1. C   2. D   3. E   4. A   5. B   6. A   7. E   8. D

第七章 特殊饮食护理

1. C   2. A   3. A   4. C   5. C

第八章 排泄护理技术

1. E   2. B   3. A   4. C   5. B

第九章 药物治疗与过敏反应

1. D   2. A   3. D   4. C   5. D

第十章 静脉输液技术

1. E   2. C   3. D   4. E   5. E

第十一章 危重病人的抢救技术

1. E   2. B   3. D   4. E   5. E